Jane Kennedy

Das Okinawa-Prinzip

Jane Kennedy

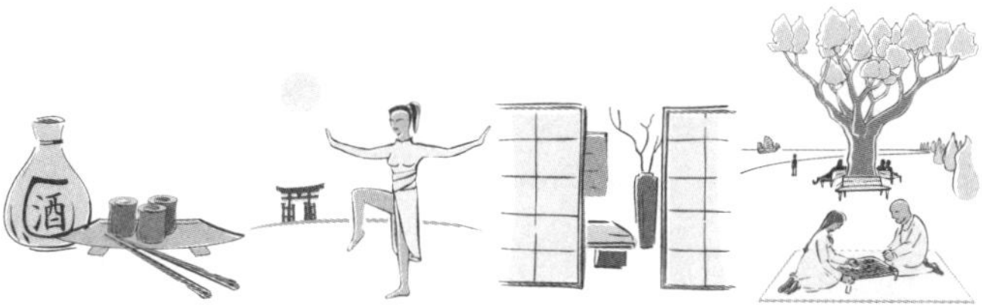

Das Okinawa-Prinzip

Gesund bleiben, länger leben

Kösel

Sollte diese Publikation Links auf Webseiten Dritter enthalten, so übernehmen wir für deren Inhalte keine Haftung, da wir uns diese nicht zu eigen machen, sondern lediglich auf deren Stand zum Zeitpunkt der Erstveröffentlichung verweisen.

FSC
www.fsc.org
MIX
Papier aus verantwortungsvollen Quellen
FSC® C083411

Verlagsgruppe Random House FSC-DEU-0100

Umschlag: 2005 Werbung, München
Illustrationen im Innenteil: Wolfgang Pfau, Baldham
Druck und Bindung: CPI Moravia Books s.r.o., Pohorelice
Printed in Czech Republic
ISBN 978-3-466-34542-7
www.koesel.de

Dieses Buch ist auch als E-Book erhältlich.

Inhalt

Vorwort

Gesunde Ernährung ist seit Jahrzehnten ein wichtiges Thema in meinem Leben, mit dem ich mich ausgiebig beschäftigt habe. Und immer wieder tauchte dabei die spannende Frage auf: Welche Nahrungsmittel eignen sich am besten, um alle wichtigen Nährstoffe zu sich zu nehmen, und wie ist es möglich, zwar leicht, aber auch lecker zu essen und gleichzeitig fit und schlank zu bleiben?

Bei meinen Streifzügen durch die Küchen Asiens entdeckte ich, dass diese Ernährung offensichtlich nicht nur dabei hilft, schlank zu bleiben: Vor allem in Japan scheint sie außerdem dafür zu sorgen, dass die Menschen sich bis ins hohe Alter bester Gesundheit erfreuen – und dabei erreichen sie sogar ein besonders beeindruckendes Alter: Japan ist weltweit eines der Länder mit der höchsten Anzahl Hundertjähriger in der Bevölkerung! Während hierzulande von 100.000 Einwohnern nur rund zehn dieses magische Alter erreichen, sind es in Japan nahezu doppelt so viele. Und die meisten Hundertjährigen (und darüber!) finden sich in der südlichsten Präfektur Japans, in Okinawa: Dort sind von 100.000 Einwohnern rund 40 mindestens hundert Jahre alt. Das Erstaunlichste daran ist jedoch, wie gesund die Menschen Okinawas bis ins hohe Alter bleiben. Während in den westlichen Ländern hohes Alter fast immer auch mit vielen Krankheiten und Gebrechen einhergeht, bleiben die Senioren in Okinawa davon weitgehend verschont. Mehr noch: Sie führen auch mit hundert Jahren oft noch ein selbstständiges, aktives Leben, das sie um mehrere Jahrzehnte jünger erscheinen lässt, als sie wirklich sind.

Dieser Umstand hat mich so fasziniert, dass ich mich seitdem intensiv mit dem Geheimnis dieser gesunden Alten befasse. Wie erwartet spielt bei ihnen die Ernährung eine große Rolle. Hinzu kommen jedoch weitere Prinzipien, die diese Ernährung perfekt ergänzen und das Alter auf Okinawa rundum lebenswert machen. Und darum soll es in diesem Buch gehen.

Eines steht nämlich zweifellos fest: Älter werden wir alle im Laufe der Zeit. Und trotz aller Forschung hat die Wissenschaft noch kein Mittel gefunden, das Körper und Geist für immer jung erhält. Viel wichtiger als den Kampf gegen das Altern selbst finde ich es daher, sich klarzumachen, ***auf welche Art und Weise*** wir älter werden wollen. Denn was nützt uns eine lange Lebensspanne, wenn wir die letzten Jahre oder gar Jahrzehnte mehr krank als gesund sind und sie deshalb gar nicht richtig genießen können?

Mit dem sogenannten Okinawa-Prinzip können Sie Ihre ganz eigene Art und Weise entwickeln, um bei bester Gesundheit ein hohes Alter zu erreichen.

Viel Erfolg und ein langes Leben wünscht
Ihre Jane Kennedy

Die Insel der vitalen 100-Jährigen

Es war einmal eine traumhafte Insel im Pazifischen Ozean. In kleinen Holzhäusern, deren Dächer aus üppig grünen Hügeln herausragten, lebten heitere, zufriedene Menschen. Morgens begannen sie ihre Tage mit etwas Morgengymnastik am Strand – abends genossen sie die Strahlen der untergehenden Sonne, während sie gemütlich auf Bambussesseln inmitten ihrer Gärten saßen. Krankheiten waren auf dieser Insel so gut wie unbekannt. Mit 70 Jahren fühlten sich die Bewohner noch wie Kinder, mit 80 wie Jugendliche und selbst mit 100 Jahren fanden sie sich noch regelmäßig auf dem Dorfplatz ein, um gemeinsam zu tanzen, zu singen, zu lachen ...

Zu schön, um wahr zu sein?

Was wie ein Märchen klingen mag, ist die Beschreibung eines Phänomens, über das sich Wissenschaftler bereits seit einigen Jahrzehnten den Kopf zerbrechen – das Geheimnis der Insel Okinawa.

Auf dem Inselarchipel Okinawa liegt die durchschnittliche Lebenserwartung deutlich höher als überall sonst auf der Welt – nirgendwo sonst gibt es so viele

Hundertjährige. Und was vielleicht noch wichtiger ist: Nirgendwo sonst bleiben die Menschen bis an ihr Lebensende so beweglich, vital und voller Lebensfreude.

Viele Erkrankungen, die sich durch unsere moderne Zivilisation rasant verbreiten, treten dort kaum oder gar nicht auf. Ob Krebserkrankungen (insbesondere Brust-, Darm- und Prostatakrebs), Osteoporose, Alzheimer oder andere Demenzerkrankungen, Diabetes oder Herz- und Kreislaufstörungen – Krankheiten, die hierzulande zum traurigen Alltag gehören, sind auf Okinawa so gut wie unbekannt oder zumindest deutlich seltener.

Was sagt die Wissenschaft?

Okinawa ist nicht die einzige Region der Welt, die sich durch eine besondere Langlebigkeit ihrer Bewohner auszeichnet. Im Gegensatz zu anderen solchen Orten wie den ecuadorianischen Anden, den Gebirgstälern des Kaukasus oder Pakistans gibt es für Okinawa jedoch zuverlässige Aufzeichnungen darüber, wer wann geboren wurde – die Menschen sind also wirklich so alt, wie sie es angeben. Seit der Archipel zu Japan gehört (also seit 1879), wird in jedem Dorf ein genaues Familienregister geführt.

Darüber hinaus werden der Gesundheitszustand und die Lebensweise der Alten von Okinawa schon seit den 1970er-Jahren umfassend erforscht. Dabei wurden unzählige Fakten darüber gesammelt, was die Ernährung und den Lebensstil der Okinawa-Inseln so besonders macht. Allein schon die 25 Jahre dauernde *Okinawa Centenarian Study,* die von der Universität von Okinawa unter Leitung von Professor Makoto Suzuki durchgeführt wurde, beweist eindeutig den hervorragenden Gesundheitszustand der Hundertjährigen. Die Ergebnisse dieser Studie sind die Grundlage für den fünfhundertseitigen US-Bestseller *The Okinawa Program**, in dem Professor Suzuki gemeinsam mit den kanadischen Medizinern Bradley und Craig Willcox ein umfassendes Programm für ein gesundes, langes Leben vorstellt. Die Ergebnisse der Okinawa Centenarian Study zeigen unter anderem, dass

- die Senioren auf Okinawa länger leben und im Durchschnitt auch viel später unter »typischen« Alterserkrankungen leiden,
- Zivilisationskrankheiten wie Diabetes, Herz-Kreislauferkrankungen oder Krebs deutlich seltener auftreten,
- der Lebensstil und vor allem die Ernährung einen größeren Einfluss auf Gesundheitszustand und Lebensdauer haben als die Gene.

---

* Willcox, B./Willcox, C./Suzuki, M.: *The Okinawa Program.* Clarkson Potter Publishers. New York 2001

Die Suche nach dem Okinawa-Geheimnis

Jugendlich wirkende 80-Jährige oder Senioren, die mit über 90 Jahren noch ausgedehnte Spaziergänge machen und im Garten arbeiten, sind auf Okinawa keine Seltenheit. *Pin pin* werden diese Alten dort genannt: »fit wie ein hüpfender Gummiball«. Doch wie ist es möglich, dass die Bevölkerung einer ganzen Inselgruppe es schafft (oder es zumindest vor dem Einfluss »zivilisierter« Ess- und Lebensgewohnheiten geschafft hat), das Entstehen chronischer Erkrankungen zu verhindern, ein überdurchschnittlich hohes Alter zu erreichen und bis an das Lebensende schlank und vital zu bleiben?

Die Antwort hierfür nur in der Ernährung zu suchen, führt nicht weit genug. Wie schon erwähnt, spielen dabei auch andere Faktoren eine wichtige Rolle. Die Bewohner Okinawas

- sind sich der Bedeutung eines gesunden, tiefen Schlafs bewusst und beherrschen die Kunst der Entspannung;
- sehen Arbeit und Leben nicht als getrennte Bereiche an, nur ein Leben in Aktivität erscheint ihnen lebenswert;
- sorgen für mäßige Bewegung, haben Freude an Volkstänzen, Musik und Ballspielen und beherrschen meist einfache Grundlagen des Kampfsports (Okinawa ist die Heimat des Karate);
- pflegen *Yuimaru* – das Gefühl der Verbundenheit mit ihren Mitmenschen und enge soziale Netze.

Fischer, Bauern, Kämpfer

Wir sehen also, dass das Alter der Menschen von Okinawa vor allem auf ihre Lebensweise zurückgeht, die von der Vielfalt der Nahrungsmittel aus dem Meer und vom Land, Gemeinschaftssinn, Gelassenheit und viel Bewegung gekennzeichnet ist. Dass sich diese gesunde Lebensweise genau hier entwickeln konnte, verdanken sie sowohl der geografischen Lage als auch der Geschichte ihrer Heimat.

Die heute als Okinawa bekannte Inselgruppe liegt weit im Süden der japanischen Hauptinseln und wurde erst 1879 von Japan annektiert. Vorher war sie unter dem Namen *Ryukyu* bekannt und trotz starker Einflüsse aus Japan und China jahrhundertelang ein eigenständiges Königreich, das vor allem vom Handel mit seinen Nachbarn lebte. Diese Position zwischen den großen Kulturen Asiens hat Okinawa zu einem Schmelztiegel verschiedenster kultureller Einflüsse gemacht: Die Bewohner der Inselgruppe waren klug genug, um aus der Kochkunst, der Heilkunde und der Lebensweise ihrer Besucher all das aufzunehmen, was ihr eigenes Leben verbessern konnte.

Aus Wenigem das Beste machen

Obwohl Okinawas tropisches Klima eine reiche Vegetation hervorbringt und es erlaubt, ganzjährig Feldfrüchte anzubauen und zu ernten, sind die Inseln dennoch kein

Schlaraffenland: Ihre kargen Böden lassen keine hohen Erträge zu, und heftige Taifune drohen immer wieder, auch diese zu zerstören. Die Bewohner Okinawas waren daher schon immer darauf angewiesen, sich so viele Nahrungsquellen wie möglich zu erschließen – die Grundlage für ihre vielfältige und schon dadurch so gesunde Ernährung. Gemüse, Obst und Kräuter in vielen Variationen bilden den Hauptbestandteil der traditionellen Mahlzeiten auf Okinawa. Da die Felder kaum genug Nahrung für die Menschen lieferten, war Viehzucht nur in engen Grenzen möglich – Fleisch gibt es daher traditionell nur selten und in kleinen Portionen. Gleichzeitig spielen Fisch, Meeresfrüchte, Algen und Seetang aus dem umliegenden Meer eine große Rolle in der Küche Okinawas.

Und nicht zuletzt sind die Bewohner Okinawas seit jeher Experten darin, auch das Beste aus dem zu machen, was sie bekommen konnten: Sie mussten ihre Nahrung so zusammenstellen, dass sie selbst mit geringen Mengen alle wichtigen Nährstoffe zu sich nahmen, oder einfacher gesagt: rundum gesund waren. In der traditionellen Küche werden daher viele Zutaten verwendet, die gleichzeitig eine gesundheitsfördernde Wirkung besitzen. Das Essen soll nicht nur satt machen und schmecken, sondern auch die Gesundheit stärken – durch diese Einstellung hat sich die Küche Okinawas wohl zu einer der gesündesten Küchen der Welt entwickelt.

Daher steht die Ernährung auch im Mittelpunkt des Okinawa-Prinzips. Sie spielt eine wichtige Rolle auf dem

Weg zu einem langen und gesunden Leben. Wichtig ist dabei nicht nur, was, sondern auch *wie viel* wir essen: Die Bewohner Okinawas sind der Überzeugung, dass wir unseren Magen nur zu 80 Prozent füllen und uns nie überessen sollten. Abgesehen von dem Prinzip »Weniger ist mehr« gilt zudem, dass unsere Nahrung die Energie der Erde ebenso wie die Kraft des Meeres spenden sollte. Daher werden in der täglichen Küche viele Gemüsesorten oft mit Meeresalgen oder Fisch kombiniert – eine äußerst gesunde Mischung.

Typisch für die Okinawa-Küche ist darüber hinaus die außerordentliche Vielfalt der Aromen. Da die Inselgruppe im Laufe ihrer Geschichte von der japanischen, chinesischen, koreanischen und sogar mongolischen Esskultur beeinflusst wurde, ist für jede Menge Abwechslung gesorgt. Dies zeigt sich im bunt gemischten Einsatz einer Vielzahl von Gewürzen und Kräutern, die meist auch ihren Anteil zur gesunden Wirkung der Gerichte beitragen.

Ab Seite 72 werden Sie zahlreiche Rezepte finden, die es Ihnen ermöglichen, diesen gesunden Ernährungsstil selbst in die Tat umzusetzen. Sie helfen Ihnen dabei, überflüssige Pfunde abzubauen und sich darüber hinaus »leicht, gesund und jung zu essen«. Die Rezepte bieten eine kalorienarme, vitalstoffreiche Ernährung, die reich an Omega-3-Fettsäuren, Vitaminen und Antioxidantien ist und Körper und Seele gleichermaßen harmonisiert.

Der traditionelle Lebensstil

Die Ernährung ist jedoch nicht allein verantwortlich für die Gesundheit und Langlebigkeit der Bewohner Okinawas – es hat sich gezeigt, dass auch ihr Lebensstil einen großen Beitrag dazu leistet. Wer die Hundertjährigen auf Okinawa trifft, findet schnell heraus, dass sie bei aller Individualität doch einiges gemeinsam haben: Sie sind gelassen und zufrieden, dabei immer in Bewegung, sie treffen sich oft und teilen viele Interessen.

Entdecken Sie die Okinawa-Zeit

Der Tag auf Okinawa vergeht in einem regelmäßigen, aber entspannten Rhythmus aus Arbeit, Erholung und gemeinsamem Zeitvertreib, der weder Langeweile noch Hektik aufkommen lässt. Der jahrhundertelange Umgang mit überlegenen Nachbarstaaten, unüberwindlichen Naturgewalten und dem Kampf ums tägliche Überleben scheint auf den Inseln Okinawas dazu geführt zu haben, dass diese Gelassenheit fest im Wesen ihrer Bewohner verankert ist. Zumindest unter der älteren Bevölkerung haben die Hektik und der Stress des modernen Lebens, die in der westlichen Welt viele Menschen umso schneller altern lassen, einfach keine Chance. Auf Okinawa gehen dic Uhren ein wenig langsamer – kein Wunder also, dass die Menschen dort auch langsamer altern!

Gleichzeitig ist in dieser traditionellen Lebensweise der Begriff des »Ruhestands« nahezu unbekannt – und in der ursprünglichen Sprache der Inselbewohner gibt es auch tatsächlich kein eigenes Wort dafür. Auf Okinawa ist es keine Seltenheit, dass auch Hundertjährige noch selbst ihren Garten bepflanzen oder an Marktständen und in kleinen Läden arbeiten. Auch wenn ihnen die Arbeit vielleicht nicht mehr so leichtfällt wie früher, lassen sie es sich nicht nehmen, ihre Aufgaben zu erledigen und ihren gewohnten, aktiven Lebensstil einfach fortzuführen, so lange es ihnen möglich ist.

Dazu gehören auch die regelmäßigen Bewegungsübungen, die unter den Alten Okinawas fast jeder kennt. Okinawa gilt nicht umsonst als die Heimat des Karate. Obwohl die Bewohner des Archipels traditionell als friedliebend gelten, haben sich hier – vor allem zu Verteidigungszwecken – Kampftechniken entwickelt, die nicht nur ohne Waffen auskommen, sondern gleichzeitig den gesamten Körper stärken und gesund erhalten. Die Bewohner Okinawas sind eben von jeher sehr praktisch veranlagt und wissen es zu schätzen, wenn ihnen etwas erwiesenermaßen guttut.

Auf das »Gewusst-wie« kommt es an

Natürlich ist es nur schwer möglich, die traditionelle Lebensweise der Bewohner Okinawas exakt zu übernehmen – zumindest, wenn Sie nicht umgehend nach Japan auswandern wollen. Dennoch lohnt es sich, sich ausgiebig mit ihr zu beschäftigen: Denn sie ist ein anschauliches

Beispiel dafür, wie Sie es anstellen können, sich bei bester Gesundheit zu erhalten und dabei ein beeindruckendes Alter zu erreichen. Schließlich ist es mit dem Altwerden allein nicht getan – erst eine gute Gesundheit ermöglicht es uns, ein hohes Alter auch wirklich zu genießen.

Dabei können Sie das Okinawa-Prinzip in nahezu jedem Lebensalter umsetzen, denn es zeigt Ihnen, wie Sie mit viel Genuss gesund bleiben und den Grundstein für ein langes Leben legen können. Natürlich ist es umso besser, je früher Sie damit anfangen – doch selbst wer schon 70 oder 80 Jahre alt ist, kann vom Geheimnis der Hundertjährigen Okinawas noch profitieren. Unser Körper ist sehr lernfähig und wandelbar – eine Eigenschaft, die wir jederzeit ausnutzen können und sollten.

Probieren geht über Studieren

In den folgenden Kapiteln lernen Sie ein wenig Theorie und viel Praxis kennen. Gerade was das Okinawa-Prinzip betrifft, gilt, dass ein Gramm Praxis mehr wiegt als eine Tonne Theorie. Wenn es Ihnen darum geht, sich rundum wohl zu fühlen, wenn Sie abnehmen wollen oder sich nach sowohl körperlicher als auch geistiger Leichtigkeit sehnen, ist die Umsetzung entscheidend.

Natürlich müssen Sie zunächst einmal wissen, *was* Sie tun können – doch der wichtigste Schritt ist, *dass* Sie sich dazu anregen lassen, nach und nach so viele Aspekte des Okinawa-Prinzips wie möglich in die Tat umzusetzen!

Immerhin geht es beim Okinawa-Prinzip nicht darum, für einige Tage oder Wochen etwas Exotisches auszuprobieren, sondern es soll Sie ermutigen, Ihre Gesundheit und Ihre Lebensdauer in die eigene Hand zu nehmen und Ihr Leben so zu gestalten, dass auch Sie die Langlebigkeit von Okinawas Senioren erreichen können. *Dazu gehören vier große Elemente:*

1. Ernährung

Bei der Okinawa-Ernährungsweise handelt es sich nicht um eine zeitlich begrenzte Diät – und erst recht nicht um eine Crash-Diät, sondern vielmehr darum, sich neue Essgewohnheiten anzueignen. Dabei profitieren Sie von den erprobten Prinzipien, mit deren Hilfe sich Okinawas Älteste schlank und gesund erhalten – und Sie lernen eine Vielzahl von Zutaten kennen, die Sie Ihrem Ziel mit jeder Mahlzeit näher bringen. Umso wichtiger ist es, sanft einzusteigen und die Regeln der Okinawa-Ernährung Schritt für Schritt in Ihr tägliches Leben zu integrieren.

2. Bewegung

Auch die Tipps für ein moderates Bewegungstraining helfen bei der praktischen Umsetzung. Unter anderem werden Sie die einfache Okinawa-Kata kennenlernen – eine harmonische, sanfte Bewegungsform, die die Flexibilität des Körpers erhält und die Lebensenergie anregt.

3. Gesunder Schlaf

Gesunder Schlaf ist unverzichtbar, damit Körper und Geist regelmäßig neue Energie tanken können. Hier erfahren Sie, wie Sie Ihren Schlaf verbessern können und warum auch Okinawas Senioren ganz mediterran Siesta halten.

4. Eine gelassene, optimistische Lebenseinstellung

Last but not least werden Sie erfahren, wie wichtig es für ein vitales Leben ist, Gelassenheit und Zufriedenheit zu entwickeln, und welche Rolle die verschiedenen Aspekte der Verbundenheit dafür spielen. Nur wer seinen Geist und seine Seele ebenso pflegt wie seinen Körper, kann dem krankmachenden Stress, den unsere heutige Lebensweise mit sich bringt, wirkungsvoll entgegentreten – und dabei können Ihnen verschiedene erprobte Ratschläge helfen.

DIE VIER ELEMENTE DES OKINAWA-PRINZIPS

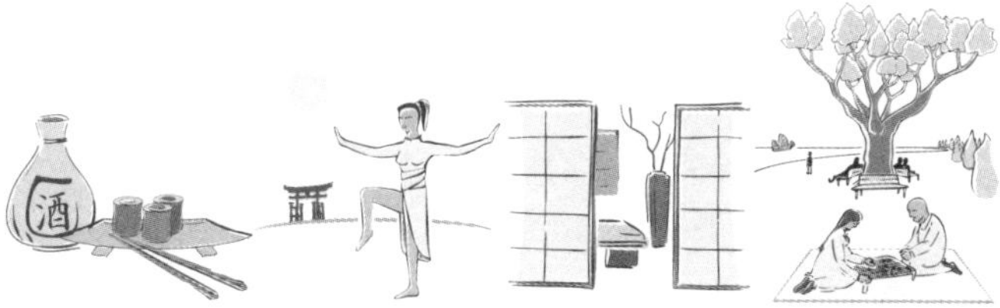

Der traditionelle Lebensstil der Menschen von Okinawa enthält viele Aspekte, die ihn so besonders empfehlenswert machen. Diese lassen sich jedoch zu vier einfachen Elementen zusammenfassen, die alle wichtigen Bereiche der Gesundheit umfassen: Ernährung, Bewegung, Schlaf und nicht zuletzt die Lebenseinstellung.

Diese vier Elemente möchte ich Ihnen in den folgenden Kapiteln der Reihe nach vorstellen: und zwar so, wie sie auf Okinawa gelebt werden, aber auch mit vielen Hinweisen und Tipps, wie Sie sie leicht in Ihrem eigenen Leben umsetzen können. Denn letztlich besteht das Okinawa-Prinzip keineswegs aus starren Regeln, sondern es soll Ihnen als flexible Anleitung dienen, um ebenso gesund ein hohes Alter zu erreichen wie die glücklichen Alten von Okinawa.

Element 1: Ernährung nach dem Okinawa-Prinzip

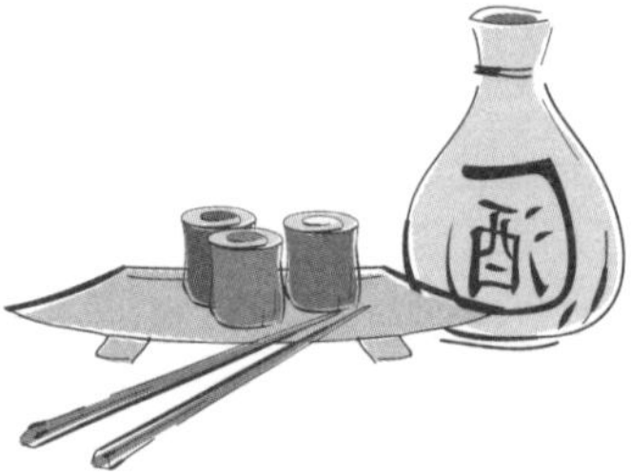

Essen hat auf Okinawa traditionell eine besondere Bedeutung: Es dient nicht nur der Sättigung oder dem Verwöhnen der Geschmacksknospen, sondern ganz bewusst auch dazu, den Körper gesund zu erhalten. ***Kusuimun,*** das Wort für gutes Essen in der alten Sprache Okinawas, steht daher vor allem für gesunde Speisen mit besonders heilsamen Zutaten – und bildet damit die Grundlage der traditionellen Küche auf Okinawa.

Gutes Essen muss die Gesundheit fördern

Diese Philosophie des gesunden Essens ist mit Sicherheit einer der Gründe für die gute Gesundheit der Hundertjährigen Okinawas. In der westlichen Welt tragen viele Menschen dagegen ein ganz anderes Bild von »gutem« Essen in ihren Köpfen: Sie denken dabei an Leckereien wie den Sonntagsbraten oder Schokoladentorte, obwohl ihnen bewusst ist, dass diese Speisen vom gesundheitlichen Standpunkt aus nicht besonders zu empfehlen sind. »Gesundes« Essen wird dagegen meist mit Rohkost, Vollkornprodukten und dem Verzicht auf Süßes und Fettiges assoziiert und ist für viele dadurch gleich viel weniger erstrebenswert.

Aus biologischer Sicht ist es ganz natürlich, Appetit auf süße und fettige Speisen zu haben: Sie versorgen den Körper mit viel Energie, und überschüssige Kalorien können für schlechte Zeiten gespeichert werden. Dies war jahrtausendelang eine gute Strategie, um Hungersnöte zu überstehen. In Zeiten des Überflusses führt es jedoch dazu, dass viel zu viele Kalorien aufgenommen werden, die letztlich zu Übergewicht und Krankheiten führen.

Daher ist die Ernährungsphilosophie der Alten von Okinawa für die heutige Zeit viel besser geeignet. Ihnen ist stets bewusst, dass ihre Körper aus dem bestehen, was sie zu sich nehmen – und dass ihre Nahrung daher dafür geeignet sein muss, gesunde Muskeln, gesundes Blut und gesunde Knochen aufzubauen. Ihre Speisen sollen die Kraft der Erde und des Meeres enthalten und den Körper nicht nur erhalten, sondern ihn auch vor allen Erkrankungen schützen.

Kalorienreduktion – leichter essen, länger leben

Ein wichtiger Aspekt der Okinawa-Ernährung ist der, dass sie kaum kalorienreiche Nahrungsmittel enthält – und wenn, dann werden diese nur in kleinen Mengen verzehrt. Fleisch, Wurst, Käse oder Sahne haben auf Okinawa nie zu den Grundnahrungsmitteln gehört – ganz zu schweigen von dick belegten Butterbroten.

Zwar ist Schweinefleisch eine geschätzte Zutat vieler Gerichte, aber es kommt nicht in großen Portionen als Braten oder Schnitzel auf den Tisch, sondern als »Gewürz« in Gemüsegerichten. Pro Person wird dabei selten mehr als ein etwa handtellergroßes Stück verwendet. Darüber hinaus wird das Schweinefleisch zuvor oft lange gekocht, um es von überschüssigem Fett zu befreien – auch das reduziert seinen Kaloriengehalt.

Nicht die Kalorien machen satt

Unabhängig davon, wie viel Energie, also wie viele Kalorien ein Nahrungsmittel liefert, essen wir davon normalerweise nur so viel, bis der Magen gefüllt ist – dann stellt sich das Sättigungsgefühl ein. Sobald der Magen wieder leer ist und die Energiereserven des Körpers angegriffen werden müssen, stellt sich neuer Hunger ein.

Dieser einfache Ablauf wird jedoch zum Problem, wenn wir ständig viel zu kalorienreiche Nahrung zu uns nehmen. Dann kann die damit aufgenommene Energie gar nicht so schnell verbraucht werden, wie schon die nächste Mahlzeit auf dem Tisch steht. Die Folge davon ist, dass der Körper die überschüssige Energie in unschönen Fettpolstern speichert – und wir nach und nach immer dicker werden.

Untersuchungen haben allerdings gezeigt, dass das Sättigungsgefühl viel stärker von der Menge der zu sich genommenen Nahrung abhängt als von deren Nährwert. Durchschnittlich scheint der Körper ein bis eineinhalb Kilogramm Nahrung pro Tag zu verlangen – unabhängig davon, ob diese aus Hamburgern und Sahnetorte besteht oder aus kalorienarmem Gemüse und Obst. Die Schlussfolgerung daraus liegt auf der Hand:

Wer abnehmen will, muss nicht zwangsläufig weniger essen, sondern nur besser auswählen! Und wenn er besonders kalorienarme Nahrungsmittel wählt, kann er sogar mehr essen als vorher und trotzdem abnehmen.

Weniger ist mehr

Der Begriff »Unterernährung« lässt uns sofort an Hunger und ausgezehrte Körper denken. Wissenschaftler haben jedoch herausgefunden, dass eine leichte Unterernährung unter bestimmten Umständen durchaus gesund sein kann. Solange die Nahrung alle wichtigen Vitamine, Mineralstoffe und Spurenelemente enthält, ist es kein Problem, wenn es ihr gleichzeitig leicht an Kalorien mangelt. Ganz im Gegenteil: Forscher haben festgestellt, dass Mäuse sogar deutlich länger leben, wenn sie leicht unterernährt sind – solange sie dabei nur alle nötigen Vitalstoffe erhalten.

Natürlich lassen sich diese Ergebnisse nicht so einfach von Mäusen auf Menschen übertragen. Die Bewohner auf Okinawa sind jedoch ein lebendes Beispiel dafür, dass eine kalorienarme Ernährung ein langes, gesundes Leben schenken kann. Immerhin war Okinawa nie ein Land des Überflusses – die Menschen mussten hier stets hart arbeiten, um auf ihren Feldern genügend Nahrung für die ganze Familie zu erzeugen.

Wesentlich für die lebensverlängernde Wirkung der Kalorienreduktion ist, dass sie nicht zu stark sein darf. Wer seinen Kalorienbedarf leicht unterschreitet, darf sich durchaus auf eine bessere Gesundheit und ein langes Leben freuen – vor allem, weil im Laufe der Zeit dabei auch die Fettpölsterchen verschwinden. Bei einer zu starken Reduktion schlägt die Wirkung jedoch ins Gegenteil um, da der Körper dann zu stark unter dem Mangel an Energie leidet. Außerdem muss die Nahrung natürlich alle wichtigen Vitalstoffe enthalten, damit keine Mangelerscheinungen auftreten können.

Kalorienreduktion leicht gemacht

Wer weniger Kalorien zu sich nehmen will, könnte natürlich einfach weniger essen. Genau das ist aber für viele Menschen ein großes Problem – unzählige gescheiterte Diäten beweisen das sehr deutlich. Wesentlich einfacher ist die Kalorienreduktion jedoch, wenn Sie gezielt auf den Kaloriengehalt Ihrer Ernährung achten. Dies ist an sich keine neue Erkenntnis – sie ist aber viel leichter umzusetzen, wenn Sie sich daran erinnern, dass nicht der Kaloriengehalt, sondern die Nahrungsmenge ausschlaggebend dafür sind, wann wir uns satt fühlen.

Der Trick ist also, nicht weniger zu essen, sondern kalorienreiche Nahrungsmittel durch kalorienarme zu ersetzen. Dieses Prinzip ist auch unter dem Begriff der »Kaloriendichte« bekannt – er sagt jedoch letztlich nichts anderes aus, als dass manche Nahrungsmittel eben mehr Kalorien enthalten als andere, wenn sie in der gleichen Menge verzehrt werden. Da die Kaloriendichte jedoch in jüngster Zeit sehr populär ist, möchte ich sie Ihnen hier kurz vorstellen:

Wenn Sie die Kaloriendichte eines Lebensmittels herausfinden wollen und seinen Kaloriengehalt kennen, können Sie sie ganz einfach selbst ausrechnen: Sie müssen nur den Kaloriengehalt (in kcal) durch die dazugehörige Menge des Lebensmittels (in Gramm) teilen. Zum Beispiel ergeben 120 kcal pro Portion von 45 g eine Kaloriendichte von rund 2,7.

Haben Sie es bemerkt? Da in Deutschland der Kaloriengehalt praktisch immer pro 100 Gramm angegeben wird, können Sie sich das Rechnen eigentlich auch sparen – es genügt, wenn Sie sich statt der Grenzwerte für die Kaloriendichte einfach die entsprechenden Kalorienwerte einprägen!

- Kalorienarm – und damit empfehlenswert – sind Lebensmittel mit einer Kaloriendichte unter 1,5 (oder weniger als 150 kcal pro 100 Gramm). Dazu gehören praktisch alle Gemüse- und Obstsorten, fettarme Milchprodukte, Tofu, Reis, Kartoffeln und Nudeln sowie besonders fettarme Fisch- und Fleischsorten.
- Zwischen 1,5 und 3 (150 bis 300 kcal pro 100 Gramm) ist der Kaloriengehalt noch vertretbar, allerdings empfiehlt es sich, solche Lebensmittel mit kalorienärmeren Speisen zu kombinieren. In diese Kategorie fallen mageres Fleisch, viele Fischsorten und die meisten Brotsorten.
- Eine Kaloriendichte über 3 (also mit mehr als 300 kcal pro 100 Gramm) kennzeichnet einen hohen Kaloriengehalt. Diese »Schwergewichte« unter den Lebensmitteln sind oft besonders verführerisch. Neben den klassischen Dickmachern wie Süßigkeiten und salzigen Snacks gehören in diese Kategorie beispielsweise auch

fette (Streich-)Wurst, fetter Käse, Nüsse und natürlich alle Fette und Öle.

Falls Sie sich Zahlen einfach nicht merken können, können Sie sich zur Kalorienreduktion auch die folgenden einfachen Regeln einprägen:

- Je mehr Wasser und Ballaststoffe ein Lebensmittel enthält, desto kalorienärmer ist es – je mehr Zucker oder Fett, desto kalorienreicher!
- Je mehr Gemüse und Obst Sie essen, desto kalorienärmer ist Ihre Ernährung – je mehr Fett, Snacks und Süßigkeiten Sie essen, desto kalorienreicher ist sie.

Die 80-Prozent-Regel

Die Ältesten Okinawas nahmen jedoch nicht nur durch das Fehlen von energiereicher Kost so wenige Kalorien zu sich – sie haben auch seit jeher bewusst auf eine ***maßvolle*** Nahrungsaufnahme geachtet. Daran erinnert eine einprägsame Regel: ***Hara hachi-bu,*** was so viel bedeutet wie »den Magen nur zu 80 Prozent füllen«. Sie soll daran erinnern, wie wichtig es für die Gesundheit ist, den Magen nicht mit zu großen Nahrungsmengen zu belasten oder gar zu überfüllen.

Lieber weniger und langsam essen

Der Magen ist ein dehnbares Organ, das sich auch an große Nahrungsmengen anpassen kann. Wenn er dies jedoch zu oft tun muss, weitet er sich auf Dauer. Da das natürliche Sättigungsgefühl jedoch erst dann eintritt, wenn der Magen ausreichend gefüllt ist, bedeutet ein geweiteter Magen automatisch, dass mehr Nahrung aufgenommen werden muss, um sich satt zu fühlen. Dies kann in einen Teufelskreis führen, in dem der Betroffene sich erst dann richtig satt fühlt, wenn er eigentlich schon längst zu viel gegessen hat.

Dazu kommt, dass es immer eine gewisse Zeit dauert, bis das Signal für die Sättigung vom Magen im Gehirn angelangt ist, nämlich rund 20 Minuten. Daher ist es auch so schädlich, schnell große Mengen in sich hineinzustopfen: Bis uns das Sättigungsgefühl bewusst wird, haben wir dann nämlich schon viel zu viel gegessen. Wer langsam und bedächtig isst, indem er einfach etwas länger kaut, kann sich dagegen schon mit viel geringeren Nahrungsmengen satt fühlen.

Die Bewohner Okinawas beachten mit ihrer 80-Prozent-Regel beide Aspekte auf einmal: Zum einen vermeiden sie es ganz bewusst, ihre Mägen zu überfüllen, und zum anderen essen sie ganz automatisch langsamer, weil sie dabei stärker auf ihr Sättigungsgefühl achten – wer sich als Ziel setzt, schon kurz vor der absoluten Sättigung die Gabel (bzw. die Stäbchen) beiseitezulegen, kann sein Essen gar nicht allzu hastig hinunterschlingen.

Hunger oder Appetit?

Während die weisen Alten auf Okinawa bewusst darauf achten, wann sie sich satt fühlen, wird das Sättigungsgefühl von vielen Menschen in westlichen Ländern weitgehend ignoriert – sie essen so lange weiter, wie sie Appetit haben und der Magen nicht allzu sehr schmerzt.

Und: Wir essen häufig nicht nur, um unseren Hunger zu stillen, sondern auch aus vielen anderen Gründen: weil wir gerade Appetit auf Schokolade oder Eis haben, weil uns langweilig ist, weil wir Trost im Essen suchen, weil gerade Essenszeit ist, und nicht zuletzt auch einfach deshalb, weil uns stets so viele verführerische Leckereien umgeben.

Natürlich ist es gut, sein Essen zu genießen – aber wer dabei nur an seine Geschmacksknospen denkt, der verpasst schnell den Punkt, an dem sein Magen eigentlich Sättigung signalisiert. Daher ist es ein wichtiger Schritt hin zu einer gesunden, leichten Ernährungsweise, sich den Unterschied zwischen Hunger und Appetit bewusst zu machen und nur so viel zu essen, wie wirklich nötig ist.

Wie viel Essen ist genug?

Die 80-Prozent-Regel gehört zu den am einfachsten umzusetzenden Elementen des Okinawa-Prinzips: Das Wichtigste ist, dass Sie diesen Leitsatz zunächst einmal fest in Ihrem Bewusstsein verankern.

Der nächste Schritt ist, dass Sie ein Gefühl für Ihren Magen und seinen Füllungszustand entwickeln. Dabei kann es helfen, wenn Sie sich Ihren Magen ganz konkret vorstellen: als muskulösen kleinen Beutel in Ihrer Körpermitte, zwischen Brustbein und Bauchnabel. Der Magen ist rund 20 Zentimeter lang und hat ein Fassungsvermögen von ein bis zwei Litern – das, wie Sie bereits wissen, auch davon beeinflusst wird, wie viel Nahrung er regelmäßig aufnehmen muss. Ein bis zwei Liter mag nach viel klingen, ist es aber nicht, wenn Sie berücksichtigen, dass auch die Magensäfte einen Teil davon ausmachen und Sie den Magen schließlich nicht vollständig vollstopfen sollten.

Achten Sie gleichzeitig beim Essen bewusst darauf, wie sich Ihr Magen anfühlt, und lassen Sie sich viel Zeit dabei. Völlegefühl oder Sodbrennen sind eindeutige Zeichen dafür, dass viel zu viel gegessen wurde. Auch wenn der Appetit noch so groß ist: Wenn der Magen zu drücken beginnt, Sie mit dem Gedanken spielen, den Hosenknopf zu öffnen oder das Atmen schwerer fällt, ist es höchste Zeit, die Mahlzeit zu beenden.

Ein bewährter Trick, um weniger zu essen, ist gründliches Kauen: Wenn Sie jeden Bissen vor dem Schlucken wirklich gut klein kauen, erleichtert das nicht nur die Verdauung, sondern es gibt dem Sättigungsgefühl auch mehr Zeit, um sich bemerkbar zu machen. Sie werden schnell feststellen, dass Sie sich so auch schon mit deutlich kleineren Portionen angenehm satt fühlen.

Abwechslung ist alles – auch auf dem Speiseplan

Eines der besonderen Merkmale Okinawas ist die bereits erwähnte Vielfalt seiner Vegetation. Dank des tropischen Klimas der Inseln gedeiht hier eine Vielzahl essbarer Pflanzen. Zusätzlich zu den einheimischen Arten gibt es viele weitere, die ursprünglich aus China, Japan und anderen Regionen stammen, mit denen das alte Königreich Ryukyu während seiner langen Geschichte Handel trieb.

Die Bewohner Okinawas wussten diese Vielfalt seit jeher zu schätzen und haben sie in ihrer Küche entsprechend gewürdigt. Und sie waren immer auch offen für neue Einflüsse, wie beispielsweise die Süßkartoffel, die erst 1605 von China aus eingeführt wurde und sich bald einen Platz als Grundnahrungsmittel erobern konnte (siehe auch S. 49). Die Vielfalt ihrer Zutaten ist also eines der hervorstechendsten Merkmale der Küche Okinawas. Aus ernährungswissenschaftlicher Sicht ist Abwechslung ein wichtiges Merkmal gesunder Ernährung: Je abwechslungsreicher das Essen ist, desto leichter werden damit alle wichtigen Nährstoffe aufgenommen. Eine einseitige Diät aus wenigen Nahrungsmitteln kann dagegen schnell dazu führen, dass ein Mangel an wichtigen Vitalstoffen entsteht. Und nicht zuletzt kann sie auch dick machen: Je weniger Vitalstoffe die Ernährung enthält, desto größer wird der Appetit auf alles, was den Bedarf an diesen Stoffen vielleicht decken könnte.

Die Heilkraft des Essens

Eine abwechslungsreiche Ernährung aus gesunden pflanzlichen Zutaten ist der beste Garant dafür, dass wir stets alle wichtigen Vitamine, Mineralstoffe und Spurenelemente aufnehmen können – und diese sind schlichtweg unverzichtbar für ein langes, gesundes Leben:

- Vor allem die Vitamine A, C und E sind durch ihre antioxidative Wirkung wichtige Helfer gegen das Altern: Sie halten die so genannten freien Radikale in Schach. Freie Radikale sind Moleküle, die im Körper wie in unserer Umwelt aus Sauerstoff entstehen. Sie spielen eine wichtige Rolle in der Immunabwehr – aber sie können bei einem Mangel an antioxidativen Gegenspielern auch gesunde Zellen angreifen und so den Alterungsprozess des Körpers beschleunigen.
- Auch manche Mineralstoffe und Spurenelemente besitzen eine antioxidative Wirkung. Viel wichtiger ist jedoch, dass sie zum Aufbau der Körperzellen und für ihr reibungsloses Funktionieren gebraucht werden: Kalzium ist unter anderem für starke Knochen wichtig, Magnesium für die Nerven und Muskeln, Kalium senkt den Blutdruck. Eisen ist für die Blutbildung und damit für die Sauerstoffversorgung des Körpers unverzichtbar, Zink und Selen werden vom Immunsystem benötigt, und Selen schützt darüber hinaus die Körperzellen vor der Entstehung von Krebs.

- Darüber hinaus versorgen uns Pflanzen noch mit vielen weiteren wertvollen Inhaltsstoffen, insbesondere den sekundären Pflanzenstoffen, die Sie gleich im Anschluss noch genauer kennenlernen, und einer großen Portion Ballaststoffe, die für eine gute Verdauung sorgen, ohne Kaloriengehalt satt machen und den Darm von Giftstoffen und Stoffwechselschlacken befreien.

In Pflanzen kommen all diese Stoffe nicht isoliert, sondern in sinnvollen Kombinationen vor, die ihre Wirksamkeit noch verstärken. Ein einseitiges Zuwenig oder Zuviel bestimmter Stoffe kann so gar nicht erst entstehen. Auch sind die Kombination aus der Naturapotheke derart komplex, dass sie im Labor nie auch nur annähernd »nachgebaut« werden können.

Die weisen Alten Okinawas haben den Heilwirkungen ihrer Gemüse, Kräuter und Gewürze seit jeher eine besondere Beachtung geschenkt. Daher ist es auch kein Wunder, dass die Küche Okinawas so viele verschiedene Zutaten kennt und immer offen für neue Einflüsse war – wenn sie nur gesund genug waren. Noch heute ist sie dafür berühmt, von allem Neuen das Beste auszuwählen und auf ihre ganz eigene Weise mit vertrauten Gerichten und Zutaten zu kombinieren. Ihre abwechslungsreiche, ausgewogene Ernährung ist ein wichtiger Grund dafür, dass die Alten Okinawas widerstandsfähiger gegen Infektionen, Verdauungsbeschwerden, Alterungserscheinungen und sogar gegen Tumorerkrankungen sind.

Sekundäre Pflanzenstoffe

Diese Stoffe existieren in einer großen Vielfalt, und viele von ihnen sind jeweils nur in manchen speziellen Pflanzen enthalten. Sie verleihen diesen nicht nur ihr unverwechselbares Aroma, sondern auch ihre heilsamen Wirkungen. So gibt es in vielen Pflanzen Inhaltsstoffe mit antioxidativer Wirkung, die freie Radikale unschädlich machen und so die Zellalterung verlangsamen. Andere Stoffe regen das Immunsystem an, wirken gegen Infektionen oder unterstützen den Hormonhaushalt – wie beispielsweise die in Sojabohnen enthaltenen Phythoöstrogene. Trotz ihrer Vielfalt können die sekundären Pflanzenstoffe grob in bestimmte Stoffgruppen eingeteilt werden, die auf verschiedene Weise für die Gesundheit und ein langes Leben von Bedeutung sind:

Flavonoide

Die Flavonoide sind Pflanzenfarbstoffe, die sich vor allem durch ihre antioxidative Wirkung auszeichnen. Außerdem wirken sie entzündungshemmend und verdauungsfördernd, und sie fördern die Durchblutung. Flavonoide verleihen den verschiedenen Pflanzenteilen ihre leuchtenden Farben – je bunter das Essen auf Ihrem Teller ist, desto größer ist die Anzahl dieser wirkungsvollen Stoffe in Ihrer Nahrung.

Karotinoide

Karotinoide verleihen Karotten ihre orange-gelbe Farbe. Im Gegensatz zu den Flavonoiden sind Karotinoide nicht wasser-, sondern fettlöslich und können vom Körper nur verwertet werden, wenn wenigstens etwas (gesundes!) Fett im Essen steckt. Sie wirken ebenfalls antioxidativ, und sie schützen die Blutgefäße vor Verhärtung und schädlichen Ablagerungen. Außerdem gibt es Hinweise darauf, dass sie vor der Entstehung von Krebs schützen. Auch für die Sehkraft sind die Karotinoide wichtig, da sie im Körper in das wichtige Vitamin A umgewandelt werden können.

Neben gelbem und rotem Gemüse wie Tomaten oder Paprika stecken Karotinoide auch in vielen dunkelgrünen Gemüse- und Obstsorten wie zum Beispiel Spinat.

Saponine

In der Naturheilkunde spielen saponin-reiche Heilpflanzen vor allem in der Behandlung von Erkältungskrankheiten eine große Rolle, da sie schleimlösend und entzündungshemmend wirken und dem Körper helfen, Viren zu bekämpfen. Darüber hinaus können Saponine den Cholesterinspiegel senken.

Durch verschiedene Mechanismen spielen Saponine außerdem eine wichtige Rolle in der Abwehr von Krebserkrankungen: Sie schützen die Körperzellen vor bestimmten krebserregenden Substanzen, regen das Immunsystem an, sodass Krebszellen früher auf natürliche Weise entdeckt und zerstört werden können, und sie wirken sogar gegen Tumoren selbst.

Saponine sind in einer Vielzahl von Kräutern und Gemüsesorten enthalten, insbesondere in nährstoffreichen Pflanzenteilen wie Sämereien, Hülsenfrüchten und Knollengemüse.

Bitterstoffe

Bitterstoffe sind verschiedene Arten von sekundären Pflanzenstoffen, die vor allem eines gemeinsam haben: ihren bitteren Geschmack.

Bitterstoffe wirken vor allem verdauungsfördernd und appetitanregend, und Heilpflanzen, die traditionell zur Behandlung von Magen-Darm-Beschwerden eingesetzt werden, haben in der Regel einen hohen Gehalt an Bitterstoffen. Darüber hinaus können Bitterstoffe das Immunsystem stärken und den Hunger, vor allem auf Süßes, dämpfen. Allerdings enthält bei weitem nicht jede Pflanze all diese besonderen Inhaltsstoffe. Daher haben beispielsweise Heilkräuter auch so viele verschiedene Wirkungen.

Bewusst essen

Wer sich einseitig ernährt oder häufig Fast food und Fertiggerichte verzehrt, der kennt besonders wenige verschiedene Aromen. Dann ist es noch schwieriger, schnell die Speisen zu erkennen, die unseren Appetit am besten stillen können.

Abwechslung auf dem Teller ist daher nicht nur durch die größere Vielfalt an verschiedenen Inhaltsstoffen gut für die Gesundheit: Sie hilft uns außerdem dabei, bewusst zu essen, die Speisen auszuwählen, die gerade am besten für uns sind, und nur so viel wie nötig zu uns zu nehmen. Mit ihrer Hilfe lässt sich der Appetit so schulen, dass er uns nicht mehr nur zu fettem und süßem Essen verleitet, sondern seine eigentliche Aufgabe besser erfüllt: uns Lust auf die Nahrungsmittel zu machen, die uns am besten mit den gerade benötigten Vitalstoffen versorgen können.

Vielfalt à la Okinawa

Die Okinawa-Ernährung sorgt allein schon dadurch für viel Abwechslung, dass sie so viele verschiedene Zutaten kennt und verwendet. Die Alten Okinawas nehmen im Durchschnitt rund 20 verschiedene Nahrungsmittel pro Tag zu sich. Davon sind über drei Viertel pflanzlich – deutlich mehr als bei der durchschnittlichen westlichen Ernährungsweise! Auf den Tisch kommen jedoch nicht wie bei uns immer wieder dieselben Gemüse- und Obstsorten, sondern in lockerem Wechsel alles, was der eigene Garten und der Markt je nach Saison zu bieten haben.

Außerdem ist es auf Okinawa üblich, nicht einfach nur ein Gericht in einem großen Topf zu servieren, das alle Zutaten in sich vereint. Stattdessen werden verschiedene Leckereien in kleinen Portionen gereicht, sodass jeder das auswählen kann, worauf er gerade Appetit hat, und immer mehrere, abwechslungsreiche Geschmacksrichtungen vorhanden sind: ein Schälchen mit Reis, etwas Suppe, verschiedene Gemüsezubereitungen, etwas Fisch und bei Gelegenheit auch Fleisch.

Schmecken lernen

Schmecken zu lernen ist zum Glück ganz einfach – Sie brauchen dafür nur etwas Neugier und Aufgeschlossenheit. Machen Sie die folgende Übung auch dann regelmäßig, wenn Ihre Geschmacksknospen ihre Aufgaben eigentlich schon gut erfüllen – Sie werden sehen, dass Sie immer wieder neue Nuancen entdecken können. Achten Sie dabei besonders auf die verschiedenen Geschmacksqualitäten süß, sauer, salzig und bitter – und vielleicht können Sie dabei sogar die für asiatische Gerichte typische Geschmacksqualität *umami* herausschmecken, die Sie im Kapitel über die Besonderheiten der Okinawa-Küche (Seite 47 ff.) genauer kennenlernen werden! Die Übung hat verschiedene Stufen für Anfänger, Fortgeschrittene und Gourmets.

Anfänger: Suchen Sie sich drei oder vier Fruchtsorten Ihrer Wahl aus, und richten Sie einige mundgerechte Stücke jeder Frucht auf einem Teller an. Schließen Sie die Augen, wählen Sie blind ein Stück aus, und kosten Sie es: Schnuppern Sie daran, bevor Sie es in den Mund stecken, kauen Sie es langsam und gründlich, und konzentrieren Sie sich dabei ganz auf sein Aroma und alle Nuancen seines Geschmacks. Dabei sollte es Ihnen leichtfallen, herauszufinden, welches Obst Sie gerade essen.

Dann wählen Sie ein anderes Stück aus und essen es auf dieselbe Weise. Achten Sie dabei bewusst auch auf die Unterschiede zwischen den verschiedenen Früchten: Welche war süßer oder saurer, worin ähnelt oder unterscheidet sich ihr Geschmack? Gibt es Aromen, die besonders typisch für bestimmte Sorten sind?

Anstelle von Obst können Sie die Übung natürlich auch mit Gemüsestückchen oder frischen Küchenkräutern durchführen.

Fortgeschrittene: Das Unterscheiden verschiedener Obst- oder Gemüsesorten fällt auch Ungeübten meist relativ leicht. Wer eine größere Herausforderung sucht, wählt stattdessen verschiedene Sorten derselben Art, zum Beispiel verschiedene Apfel- oder Traubensorten. Probieren Sie diese zunächst Sorte für Sorte, und prägen Sie sich ihren jeweiligen Geschmack gut ein. Versuchen Sie den Geschmack möglichst genau zu beschreiben, auch mit allen Assoziationen, die er in Ihnen auslöst: zum Beispiel frisch, sehr saftig, prickelt auf der Zunge, wie Omas Apfeltorte, ein wenig nach Zimt ... Danach probieren Sie auch hier wieder blind und versuchen nur mit Ihrem Geschmackssinn herauszufinden, welche Sorte Sie gerade essen.

Gourmets: Wenn Sie im Schmecken schon sehr gut sind, können Sie sich auch an die schwierigste Übung heranwagen: Lassen Sie sich von jemandem bekochen, und versuchen Sie, die verschiedenen Zutaten herauszuschmecken – vor allem die Gewürze. Als Vorstufe können Sie bei selbst zubereiteten Gerichten, deren Zutaten Sie kennen, geschmacklich auf die Suche nach ihnen gehen.

Fette, Proteine und Kohlenhydrate: Das Geheimnis der richtigen Mischung

Ihre maßvollen und abwechslungsreichen Essgewohnheiten sind jedoch noch lange nicht alles, was wir von den gesunden Alten Okinawas lernen können. Nun nähern wir uns dem Kern des ersten Elements des Okinawa-Prinzips: *dem Inhalt ihrer Kochtöpfe.* Und einer der Gründe, weshalb die traditionelle Ernährung auf Okinawa so gesund ist, ist das Geheimnis der richtigen Mischung der darin enthaltenen Zutaten. Denn Nahrungsmittel bestehen im Wesentlichen aus drei wichtigen Stoffgruppen: aus Fetten, Kohlenhydraten und Proteinen.

- Fette sind dabei am stärksten als Dickmacher gefürchtet. Und zwar zu Recht: Denn zum einen haben sie den höchsten Kaloriengehalt (nicht umsonst dient Fett dem Körper als Energiespeicher), und zum anderen können viele Fette aus der Nahrung vom Körper sehr leicht in die eigenen Fettdepots übernommen werden.
- Kohlenhydrate dienen dem Körper hingegen für die schnelle Energiegewinnung. Sie bilden den Hauptbestandteil unserer Grundnahrungsmittel wie Getreide,

Kartoffeln oder Reis. Wenn wir mehr Kohlenhydrate zu uns nehmen als nötig, werden auch sie vom Körper zu Fett umgewandelt und in lästigen Pölsterchen gespeichert.

- Die Proteine (Nahrungseiweiße) schließlich dienen vor allem als wichtige Baustoffe im Körper. Zu ihnen gehören auch die essentiellen Aminosäuren, die unser Körper nicht selbst bilden kann, obwohl sie unverzichtbar zur Erhaltung der Gesundheit sind.

Wichtig für die Gesundheit und ein langes Leben ist, dass diese verschiedenen Bestandteile in einem ausgewogenen Verhältnis in der Nahrung vorhanden sind – denn auch wenn zu viel Fett und Kohlenhydrate dick machen, benötigt der Körper doch eine gewisse Menge davon, um alle lebenswichtigen Aufgaben erfüllen zu können. Dafür ist es aber ganz wesentlich, welche Art von diesen Grundstoffen wir zu uns nehmen: Denn Fett ist nicht gleich Fett, manche Kohlenhydrate sind besser für die Gesundheit als andere, und auch Proteine kommen in vielen verschiedenen Formen vor.

Fett ist nicht gleich Fett

Besonders bei den Fetten ist es wichtig, genauer zu unterscheiden: Denn manche davon sind unverzichtbar, um auf Dauer gesund zu bleiben, während andere ihn nur belasten und sogar zu Krankheiten führen können. Wir müssen also nicht nur darauf achten, nicht zu viel Fett zu uns zu nehmen, sondern auch noch die richtigen Sorten auswählen.

Die Senioren Okinawas machen es in dieser Hinsicht genau richtig: Sie essen fast keine tierischen Fette, und wenn, dann sind es die gesunden Omega-3-Fettsäuren, die vor allem in Fisch enthalten sind. Omega-3-Fettsäuren schützen nachweislich das Herz und die Gefäße und wirken damit der Mehrzahl der Erkrankungen entgegen, die in westlichen Ländern die meisten Todesfälle verursachen. Auch auf Entzündungen – und damit unter anderem auf rheumatische Erkrankungen und Arteriosklerose – haben Omega-3-Fettsäuren einen günstigen Einfluss. Und nicht zuletzt werden sie gebraucht, um die Leistungsfähigkeit des Gehirns aufrechtzuerhalten.

Diese gesunden Alleskönner stecken zwar vorwiegend in Fisch, aber nicht nur: Auch bestimmte pflanzliche Öle, nämlich Leinöl und Rapsöl, enthalten eine gewisse Menge davon. Wie der Zufall so will, verwenden die Okinawer in der Küche am liebsten Rapsöl.

Nicht zu verwechseln sind die Omega-3-Fettsäuren übrigens mit Omega-6-Fettsäuren: Zwar sind auch diese wichtig für den Körper, aber wir nehmen mit unserer normalen Ernährung schon viel zu viel davon auf, und dieses Zuviel ist alles andere als gesund. Omega-6-Fettsäuren stecken vor allem in Fleisch, aber auch in vielen lange als sehr gesund angesehenen Pflanzenölen: Sonnenblumen-, Maiskeim-, Weizenkeim- und Distelöl sollten daher nur in kleinen Mengen verwendet werden.

Als Alternative zu Rapsöl eignet sich am besten Olivenöl: Es enthält zwar nicht so viele Omega-3-, dafür aber auch kaum Omega-6-Fettsäuren und ist trotzdem dank seiner vielen ungesättigten Fettsäuren sehr gesund.

Perfekt kombinieren

Die Okinawa-Ernährung ist in vieler Hinsicht ein hervorragendes Beispiel dafür, wie eine gesunde Ernährung zusammengestellt sein sollte. Sie enthält wenig, vor allem aber gesundes Fett und viele hochwertige Proteine, die vor allem aus pflanzlichen Quellen stammen. Und ihr hoher Anteil an Kohlenhydraten wird nicht durch wenige Grundnahrungsmittel bereitgestellt, sondern vor allem durch ihren hohen Anteil an Gemüse, das ihr ihren hohen Gehalt an Vitalstoffen schenkt. Eine typische Mahlzeit auf Okinawa besteht zum größten Teil aus Gemüse, Süßkartoffeln und Reis und wird mit etwas Fisch und manchmal auch Fleisch abgerundet – eine ideale Mischung, um fit und gesund hundert Jahre alt und noch älter zu werden! Aus wissenschaftlicher Sicht gibt es ziemlich konkrete Zahlen dazu, wie groß der Anteil von Kohlenhydraten, Fetten und Proteinen an unserer täglichen Ernährung sein sollte.

- Als Faustregel können Sie sich merken, dass mindestens drei Viertel Ihrer Nahrung pflanzlichen Ursprungs sein sollte. Dazu gehören auch die klassischen Beilagen, also Nudeln, Kartoffeln und Reis. Sie sollten jedoch höchstens die Hälfte des pflanzlichen Anteils an Ihrer Ernährung ausmachen. Nur so bleibt noch genügend Raum für viel Gemüse und Obst, das das Essen erst reich an allen wichtigen Vitalstoffen und dabei doch kalorienarm macht.

Achten Sie außerdem darauf, regelmäßig Hülsenfrüchte und Sojaprodukte wie Tofu zu sich zu nehmen, um sich gut mit hochwertigen Proteinen zu versorgen – die Senioren Okinawas essen praktisch täglich etwas Tofu.

- Fisch, Fleisch, Eier und Milchprodukte dürfen das restliche Viertel bilden, wobei der Anteil von Fleisch, Eiern und Milchprodukten in der traditionellen Ernährung Okinawas nur rund drei Prozent ausmacht – es empfiehlt sich also, sparsam damit umzugehen!

Gewürze und Nahrungsmittel für ein langes Leben

Das Okinawa-Prinzip hat allerdings noch viel mehr zu bieten als besonders gesunde Essgewohnheiten: Als würde es noch nicht genügen, dass die Ältesten Okinawas aus ernährungswissenschaftlicher Sicht praktisch alles richtig machen, wenn es ums Essen geht, verfügen sie außerdem noch über ein wahres Schatzkästchen an hervorragenden Nahrungsmitteln, die sie bei bester Gesundheit erhalten und lange jung bleiben lassen. Die Ernährung der Hundertjährigen ist besonders reich an diesen Anti-Aging-

Wunderwaffen, die voller Vitamine, sekundärer Pflanzenstoffe, gesündester Fettsäuren und hochwertiger Proteine stecken. Sie tragen das entscheidende Quäntchen dazu bei, dass sich selbst Hundertjährige keinen Tag älter als siebzig fühlen.

Das Faszinierende daran ist, dass viele dieser Nahrungsmittel nicht nur auf Okinawa heimisch sind – oft sind sie sogar erst durch Okinawas lange Geschichte als Handelsknotenpunkt auf die Inseln gekommen. Doch die Bewohner Okinawas legen ja seit jeher einen großen Wert auf die Heilkräfte ihrer Nahrung, da sie traditionell Selbstversorger waren, bauten sie all diese gesunden Schätze der Natur so weit wie möglich auch in ihren eigenen Gärten an.

Besonderheiten der Okinawa-Ernährung

Manche Lebensmittel sind besonders typisch für die Okinawa-Ernährung. Sie verleihen der dortigen Küche ihren unverwechselbaren Charakter und tragen viel zu ihrem hohen gesundheitlichen Wert bei. Zwar sind sie in Europa nicht so verbreitet wie im Fernen Osten, aber in den meisten Asialäden sind sie dennoch erhältlich. Manche davon können Sie auch auf dem Spezialitätenmarkt oder im Bioladen finden, und falls es all dies in Ihrer Gegend nicht gibt, bleibt immer noch das Internet als Bezugsquelle.

Goya – die Bittermelone

Die Goya (*Momordica charantia*) ist das wohl berühmteste Nahrungsmittel der Okinawa-Küche. Sie gehört zur Familie der Kürbisgewächse und wird manchmal auch als Bittergurke oder unter ihrer englischen Bezeichnung ***bitter gourd*** verkauft. Sie finden sie in Asiamärkten oder Spezialitätenmärkten. In warmen Gegenden können Sie auch versuchen, Bittermelonen selbst im Gewächshaus anzubauen – das Saatgut findet sich im Versandhandel oder auch im Internet.

Typisch für die Bittermelone ist ihre warzige Oberfläche und die gurkenähnliche Form – und nicht zuletzt der bittere Geschmack. Von vielen Bewohnern Okinawas wird sie genau wegen dieses Geschmacks geschätzt, während sie in anderen Ländern vor allem wegen ihrer gesundheitlichen Wirkung verwendet wird.

Wie viele bittere Pflanzen hat sie eine anregende Wirkung auf die Verdauung, daher wird sie besonders bei Magen-Darm-Beschwerden geschätzt. Verantwortlich für den bitteren Geschmack sind Cucurbitacine, eine Gruppe von Bitterstoffen, die vermutlich auch vor Krebserkrankungen schützt. Besonders interessant ist die blutzuckersenkende Wirkung der Bittermelone, die als wissenschaftlich erwiesen gilt und sich vor allem bei Diabetes günstig auswirkt. Daneben scheint der Genuss von Bittermelonen auch das Immunsystem zu stärken. Für diese abwehrstärkende Wirkung spricht, dass Goya neben Folsäure und weiteren wichtigen B-Vitaminen besonders viel Vitamin C enthält.

Bittermelonen werden verzehrt, solange sie grün und unreif sind, da sie reif und gelb einfach zu bitter sind. Gegessen wird nur die dünne Hülle aus Fruchtfleisch, das Innere und die Kerne werden entfernt. Dafür muss die Bittermelone nicht geschält werden. Auch auf Okinawa werden Goyas häufig vor dem Kochen entbittert, indem man sie kleinschneidet, mit Salz bestreut und nach 10 bis 30 Minuten gründlich unter kaltem Wasser abspült. Danach werden sie im Wok gebraten oder gedünstet, meist mit Tofu, Eiern oder intensiv schmeckenden Zutaten.

Falls Sie keine Bittermelonen finden oder sich mit dem Geschmack partout nicht anfreunden können (der aber von Mal zu Mal angenehmer wird – probieren Sie es aus!), können Sie stattdessen auf andere Kürbissorten oder Zucchini ausweichen.

Imo – die Süßkartoffel

Die Süßkartoffel (*Ipomea batatas*) ist traditionell das wichtigste Grundnahrungsmittel auf Okinawa. Trotz ihres Namens gehört sie botanisch zu den Windengewächsen und nicht zu den Kartoffeln – sie kann aber auf ebenso vielfältige Weise wie diese zubereitet werden.

Süßkartoffeln unterscheiden sich von Kartoffeln vor allem darin, dass sie – wie der Name schon sagt – einen leicht süßlichen Geschmack haben. Dennoch lassen sie sich wie Kartoffeln mit praktisch allen anderen Nahrungsmitteln kombinieren, und gerade durch ihre Süße eignen sie sich sogar zur Zubereitung von gesunden Nachspeisen.

Viele Hundertjährige auf Okinawa schätzen die Süßkartoffel als besonders gesunde Nahrungsgrundlage. Süßkartoffeln enthalten viel Vitamin A und Karotinoide wie das Beta-Karotin, die die Zellen schützen und das Risiko für bestimmte Krebsarten vermindern können. Unterstützt wird diese Schutzwirkung von den Radikalenfängern Vitamin C und E, die ebenfalls in nennenswerten Mengen vorhanden sind.

Darüber hinaus stecken in den knolligen Kraftpaketen wichtige B-Vitamine, Folsäure, Spurenelemente und sekundäre Pflanzenstoffe – und all diese Schätze sind verpackt in viele Ballaststoffe und erfreulich wenige Kalorien. Daher erfüllt die Süßkartoffel perfekt alle Anforderungen des Okinawa-Prinzips: Sie enthält eine Vielzahl gesunder, lebensverlängernder Inhaltsstoffe und hat trotzdem eine niedrige Kaloriendichte (siehe auch S. 27 ff.).

Süßkartoffeln sind außerdem eine wertvolle Quelle für komplexe Kohlenhydrate: Da diese nur langsam vom Körper aufgenommen werden, sättigen sie länger als einfache Kohlenhydrate (z.B. in Traubenzucker), und der Blutzuckerspiegel wird nicht in ungesunde Höhen getrieben.

Falls Sie gerade keine Süßkartoffeln zur Hand haben, können Sie diese auch einmal durch Kartoffeln ersetzen. Süßkartoffeln können sowohl mit als auch ohne Schale zubereitet werden, die Schale wird aber in der Regel nicht mitgegessen.

Kombu und Wakame – das Meeresgemüse

Meeresalgen sind aus der Küche Japans nicht wegzudenken: Das gesunde Gemüse aus dem Meer fehlt auf keiner Speisekarte, und auch auf Okinawa ist es unverzichtbar. Die wichtigsten Sorten sind *Kombu* und *Wakame*, aber es werden noch viele weitere Arten dafür verwendet.

Manche Algen werden zur Behandlung von Krankheiten eingesetzt, zum Beispiel bei Erkältungen oder rheumatischen Beschwerden. Viel wichtiger jedoch ist die Rolle der Algen in der Gesundheitsvorsorge: Sie enthalten nämlich eine Vielzahl hochwertiger Inhaltsstoffe, und das bei einem äußerst geringen Kaloriengehalt. Neben wichtigen Vitaminen, allen voran Vitamin A, B_{12} und Folsäure, finden sich in Algen viele Mineralstoffe, gesunde Proteine und sogar Phytoöstrogene.

Auch ihr hoher Jodgehalt macht sie zu etwas Besonderem, da Jod unverzichtbar für die Funktion der Schilddrüse ist – insbesondere in Jodmangel-Gebieten wie beispielsweise großen Teilen Süddeutschlands. Bei einer Schilddrüsenüberfunktion sollten Algen allerdings nur mit Vorsicht genossen werden! Nicht zuletzt gibt es Hinweise darauf, dass der regelmäßige Verzehr von Algen den Körper vor bestimmten Krebsarten schützen kann.

Die folgenden Arten spielen in der Okinawa-Ernährung eine besondere Rolle – und sie haben den Vorteil, dass sie nahezu in allen Asialäden und inzwischen sogar oft in der Spezialitätenabteilung großer Supermärkte erhältlich sind:

- **Kombu** ist eine großblättrige Algenart, die sich in Okinawa seit Jahrhunderten einer besonderen Beliebtheit erfreut. Kombu-Blätter sind dick und so dunkelgrün, dass sie fast schwarz erscheinen. Sie haben manchmal einen nicht mit Schimmel zu verwechselnden weißen Belag, der nicht abgewaschen, sondern nur leicht abgewischt werden sollte, weil er noch zu ihrem Geschmack beiträgt. Kombu hat ein leicht süßes Aroma. Die Blätter werden getrocknet verkauft und – in kleine Streifen geschnitten – rund 10 Minuten in Wasser gekocht, bevor sie in Wok-Gerichten, Suppen oder Salaten weiterverwendet werden. Die Brühe, die dabei entsteht, dient außerdem als Grundlage für Suppen. Kombu wird gelegentlich in Flockenform verkauft und dient dann wie getrocknete Kräuter zum Würzen der verschiedensten Speisen.
- **Wakame** ist eine Algenart mit dünneren Blättern, die in getrocknetem Zustand fast schwarz sind, beim Einweichen aber eine grün-braune Farbe annehmen. Im Gegensatz zu Kombu müssen Wakame-Algen meist nicht gekocht werden: Es genügt, sie einige Zeit in Wasser einzuweichen. Da die Algen dabei enorm an Größe zunehmen, sollten Sie nur eine kleine Portion ins Wasser geben. Nach dem Einweichen ist es eventuell noch nötig, die dicken Mittelrippen der Algenblätter herauszuschneiden. Dann können Sie die Wakame in Suppen, Nudelgerichten, Salaten und natürlich auch zum Aromatisieren aller Gemüsegerichte verwenden. In Ge-

schmack und Form erinnern Wakame ein wenig an Spinat, sie sind zwar würzig, aber dennoch angenehm mild.

- **Hijiki** sind schwarze Algen, die in dünnen, kurzen Streifen getrocknet werden. Sie sollten mindestens zwei Stunden lang in Wasser eingeweicht werden, bevor sie schließlich in Gemüsegerichten mitgekocht werden. Hijiki haben einen bitter-süßen Geschmack, der gut zu Gemüse mit kräftigem Aroma wie Bohnen oder Karotten passt. Sie werden meist in sehr kleinen Mengen verwendet – eher wie ein Gewürz.

Tofu

Der aus Sojabohnen gewonnene Tofu ist der bedeutendste Proteinlieferant in der Küche Japans. Tofu enthält viel hochwertiges Pflanzenprotein. Daher ist es eine empfehlenswerte Alternative zu Fleisch – und weil er viel weniger, dafür aber gesünderes Fett enthält als Letzteres. Darüber hinaus ist Tofu eine hervorragende Quelle für viele B-Vitamine und sekundäre Pflanzenstoffe, darunter vor allem Phytoöstrogene.

Tofu hat von Natur aus sehr wenig Geschmack. Am deutlichsten kommt sein leicht nussiges Aroma in den festeren Sorten zum Vorschein. Dadurch stellt er den Koch zwar einerseits vor die Herausforderung, ihn ansprechend zu würzen, aber andererseits ist er deshalb auch wirklich vielfältig einsetzbar. Ob als Suppeneinlage, in Salaten, in Scheiben gebraten oder als Basis sättigender

Gemüsegerichte: Tofu lässt sich fast immer auf die eine oder andere Weise dafür einsetzen, ein Gericht noch nahrhafter und reicher an lebenswichtigen Vitalstoffen zu machen – sogar als (teilweiser) Ersatz für das Hackfleisch in einer Bolognese-Soße! Und falls Sie eine eher cremige Konsistenz benötigen, um Dips, glatte Soßen oder »Quark«-Speisen zuzubereiten, verwenden Sie einfach den extraweichen Seidentofu (***kinugoshi***).

Die einfachste Methode, um Tofu mehr Geschmack zu verleihen, ist das Marinieren: Lassen Sie ihn dafür einfach in Sojasoße oder einer leichten Marinade aus etwas Öl und aromatischen Kräutern für einige Stunden oder über Nacht ziehen.

Der auf Okinawa hergestellte Tofu ist noch fester als die üblichen japanischen Sorten, und er enthält weniger Wasser. Dies trägt viel zu seinen guten Kocheigenschaften bei. Daher empfiehlt es sich, den hier erhältlichen Tofu vor der Verwendung gut mit Küchenpapier trockenzutupfen oder ihn in ein Küchentuch zu wickeln und 10 Minuten lang zwischen zwei Tellern oder Holzbrettern ruhen zu lassen, um überschüssiges Wasser zu entfernen.

Shiitake – Pilze für ein langes Leben

Der Shiitake-Pilz (***Lentinula edodes***) wird in der Traditionellen Chinesischen Medizin ebenso wie auch in Japan seit Jahrhunderten wegen seiner heilsamen Wirkung geschätzt. Wegen seines besonderen Geschmacks ist er auch ein beliebtes Würzmittel: Shiitake-Pilze schmecken von

Natur aus *umami* – eine Geschmacksqualität, die erst in jüngerer Zeit wissenschaftlich genauer erforscht wurde und sich am besten mit »herzhaft, fleischig« umschreiben lässt.

Shiitake-Pilze verstärken den Geschmack der übrigen Zutaten, zum Beispiel bei Gemüsegerichten, sind dabei aber wesentlich gesünder als der Geschmacksverstärker Glutamat: Sie enthalten nämlich viele wertvolle Inhaltsstoffe, allen voran viel Vitamin D. Neben B-Vitaminen, Antioxidantien wie den Vitaminen A und C und einem hohen Gehalt an Ballaststoffen enthalten die Pilze außerdem alle lebenswichtigen Aminosäuren, die sonst vor allem durch den Verzehr von Fleisch oder Milchprodukten aufgenommen werden müssen. Und das ist noch nicht alles: Darüber hinaus gibt es Hinweise darauf, dass die Inhaltsstoffe dieser kleinen Kraftpakete Tumoren in Schach halten und den Körper im Kampf gegen Viren und Bakterien unterstützen.

Mit seinem leicht erdigen, intensiven Aroma ist der Shiitake-Pilz eine perfekte Ergänzung in vielen Gerichten der Küche Okinawas – von der Miso-Suppe bis hin zum Champuru. Getrocknete Shiitake-Pilze müssen vor der Verwendung mindestens 15 Minuten lang in Wasser eingeweicht werden. Das Einweichwasser können Sie danach ebenfalls zum Kochen weiterverwenden. Frische Shiitake-Pilze werden normal gesäubert, die Stiele werden normalerweise entfernt, dann kleingeschnitten mitgekocht oder für die Verwendung in Salaten gedünstet.

Fisch

Da Okinawa vom Meer umgeben ist, gehört frischer Fisch seit jeher zu den Grundbestandteilen seiner Speisekarte. Er wird meist auf einfache Weise gedünstet oder als leckere Ergänzung in Champurus (siehe S. 72 ff.) und anderen Gerichten verwendet. Fisch enthält viel hochwertiges Protein und ist dabei meist sehr fettarm. Noch viel wichtiger ist jedoch sein Gehalt an Omega-3-Fettsäuren – und diese sind so gesund, dass auch fette Seefische wie Hering, Makrele, Thunfisch oder Lachs regelmäßig auf dem Speiseplan stehen sollten, da sie besonders viel davon enthalten. Selbst fetter Fisch hat übrigens normalerweise noch einen geringeren Fettanteil als Fleisch. Regelmäßiger Fischverzehr ist daher gut fürs Herz und für die Blutgefäße, er geht mit geringeren Raten an verschiedenen Krebserkrankungen einher, und er schützt den Körper vor entzündlichen Erkrankungen.

Die gesunden Alten Okinawas essen im Durchschnitt mindestens drei Mal pro Woche Fisch – nicht in großen Mengen, aber dafür regelmäßig. Auch andere Meeresfrüchte finden immer wieder den Weg in ihre Kochtöpfe. Wenn Sie sich ein Beispiel an ihnen nehmen wollen, kommt es weniger darauf an, welche Sorten Fisch Sie essen, sondern vielmehr darauf, dass Sie es überhaupt tun. Und falls frischer Fisch in Ihrer Gegend schwer erhältlich ist, können Sie ihn immer noch durch tiefgekühlten Fisch ersetzen oder durch Dosenware, solange er darin nicht in Öl oder fetten Soßen, sondern im eigenen Saft konserviert ist.

Schweinefleisch

Schweinefleisch hat in der Ernährung Okinawas einen besonderen Stellenwert. Die Hundertjährigen Okinawas sind also der lebende Beweis dafür, dass eine gesunde Ernährung nicht völlig ohne Fleisch auskommen muss. Gleichzeitig geben sie uns ein hervorragendes Beispiel dafür, wie ein eigentlich kalorienreiches Nahrungsmittel wie Schweinefleisch auch auf wesentlich gesündere Weise genossen werden kann als in Form von fettigen Hamburgern oder Schweinebraten.

In der Küche Okinawas zählt das Aroma des Schweinefleisches, nicht sein Fett – daher wird überschüssiges Fett so gut wie möglich entfernt. Schweinefleisch wird, wie erwähnt, auf Okinawa traditionell zuerst einmal lange gekocht. Dabei sammelt sich das Fett aus dem Fleisch an der Wasseroberfläche, wo es leicht abgeschöpft werden kann. Erst danach wird das Fleisch zu verschiedenen Gerichten weiterverarbeitet, wobei es aber fast immer mit einer großzügigen Portion Gemüse kombiniert wird.

Neben dem Fleisch werden auf Okinawa übrigens auch praktisch alle anderen Teile des Schweins verwertet – »außer dem Quieken«, wie ein altes Sprichwort sagt.

Jasmintee als Lebenselixier

Ein unverzichtbarer Bestandteil der Okinawa-Ernährung ist *sanpin cha:* Grüner Tee, der mit Jasminblüten aromatisiert ist. Dieser Tee wird auf Okinawa zu allen Gelegenheiten gereicht, und unter den Hundertjährigen ist er das beliebteste Getränk.

Tee ist nicht gleich Tee: Zwar sind auch Kräuter- und Früchtetees auf ihre Weise durchaus gesund (solange sie nicht gesüßt werden), aber die größten Anti-Aging-Qualitäten hat der grüne Tee. Während Schwarzer Tee fermentiert ist, wird der Grüne Tee nur getrocknet. Dabei bleiben mehr der wertvollen Antioxidantien erhalten. Jasmintee schließlich entsteht durch die Aromatisierung von Grünem Tee mit Jasminblüten. Diese verfeinern nicht nur den Geschmack des Tees, sondern erhöhen auch seinen Gehalt an wertvollen Inhaltsstoffen.

Um es den Hundertjährigen Okinawas gleichzutun, sollten Sie sich täglich mindestens zwei Tassen Tee gönnen und kalorienreiche Softdrinks konsequent durch Wasser, Tee oder wenigstens ungesüßte Saftschorlen ersetzen. Auf Okinawa werden täglich mehrere Tassen getrunken.

Zur Zubereitung von Grünem Tee lassen Sie das Teewasser frisch aufkochen und danach einige Minuten zum Abkühlen stehen, bevor Sie den Tee aufgießen – ideal ist eine Temperatur von 70 °C. So bleiben die Inhaltsstoffe besser erhalten, und das Aroma ist milder. Grüntee muss nur kurz ziehen – meist genügen 2 – 3 Minuten – und wird am besten ohne Zusatz von Zucker getrunken.

Viel Geschmack mit wenig Salz

Salz ist in der westlichen Küche das Würzmittel schlechthin: Abgesehen von Süßspeisen gibt es kaum ein Gericht, das ohne Salz zubereitet wird, und auf den meisten Esstischen steht der Salzstreuer zum Nachwürzen stets griffbereit. Auch viele der beliebten Fernsehköche verwenden Salz in reichlichen Mengen.

Aus ernährungswissenschaftlicher Sicht ist dieser hohe Salzkonsum jedoch nicht unproblematisch: Denn obwohl kleine Mengen Salz sehr wichtig für unseren Körper sind, führt ein Zuviel schnell zu gesundheitlichen Problemen. Im Zusammenspiel mit Übergewicht und Bewegungsmangel bewirkt ein zu hoher Salzkonsum hohen Blutdruck – dem Risikofaktor Nummer eins für einen frühen Herztod.

Mediziner empfehlen daher, am besten nicht mehr als fünf Gramm Salz täglich zu verzehren. Doch das ist leichter gesagt als getan: Denn während das Salz vor Jahrhunderten noch teuer wie Gold gehandelt wurde, steckt es heute im Überfluss in unzähligen Lebensmitteln. Daher liegt der tägliche Salzkonsum in den westlichen Ländern meist weit über dem Doppelten der empfohlenen Menge. Ob Fertiggerichte, Restaurant-Essen oder auch das tägliche Brot – oft können wir den Salzgehalt unserer Nahrung nicht einmal feststellen. Daher ist selber kochen auch das beste Mittel gegen einen zu hohen Salzkonsum: Denn nur dabei können wir selbst entscheiden, wie viel Salz wir unseren Speisen hinzufügen wollen.

Besonders die ältesten Bewohner Okinawas haben in ihren Essgewohnheiten eines gemeinsam: Sie legen keinen großen Wert auf Salz als Würzmittel. Stattdessen verwenden sie eine große Auswahl von Kräutern und Gewürzen, um ihren Gerichten das gewisse Etwas zu verleihen und um sie noch gesünder zu machen. Ihr Salzbedarf wird unter anderem durch den Verzehr von Tofu, Miso und Algen trotzdem vollständig gedeckt.

Kräuter und Gewürze sorgen dabei nicht nur für viel Geschmack. Die aromatischen Inhaltsstoffe der meisten Kräuter und Gewürze haben neben ihrem intensiven Geschmack auch vielfältige gesundheitsfördernde Wirkungen. Denn nicht durch Zufall werden viele Gewürzpflanzen seit jeher auch in der Volksmedizin verwendet. Die Hundertjährigen Okinawas haben dieses Wissen ganz besonders konsequent in ihrer täglichen Ernährung umgesetzt, und schon bevor sich gesundheitliche Beschwerden überhaupt erst bemerkbar machen, wirken sie ihnen durch die Auswahl der richtigen Zutaten für ihr tägliches Essen entgegen.

Gewürze als Heilmittel

Die folgenden Würzmittel sind Klassiker aus der Küche Okinawas, die in vielen ihrer Gerichte verwendet werden – nicht nur wegen ihres guten Geschmacks, sondern vor allem wegen ihres Wertes für die Gesundheit. Nehmen Sie sich die Zeit, sich mit den verschiedenen Sorten ausgiebig vertraut zu machen, ihren Geruch und Geschmack kennenzulernen und selbst festzustellen, zu welchen Speisen sie Ihrer Ansicht nach am besten passen würden.

Natürlich ist es in Ordnung, wenn Sie Ihre Lieblingsgewürze auswählen und beim Kochen vor allem diese verwenden. Auch viele Kräuter und Gewürze aus der europäischen Küche – und besonders aus dem Mittelmeerraum – haben einen hervorragenden gesundheitlichen Nutzen, wie beispielsweise Knoblauch, Thymian oder Salbei. Viel empfehlenswerter ist es jedoch, wenn Sie auch beim Würzen auf Abwechslung setzen und versuchen, möglichst viele Kräuter und Gewürze mit all ihren verschiedenen Anwendungsmöglichkeiten immer wieder aufs Neue zu entdecken. Erinnern Sie sich dabei stets an den Grundsatz der Hundertjährigen Okinawas, dass die Nahrung immer auch der Gesundheit dienen soll – so können Sie schon beim Kochen auf einfache Weise vielen lästigen Beschwerden vorbeugen.

Dashi – der Geschmack des Meeres

Dashi ist das japanische Gegenstück zu unserer Hühnerbrühe: eine gesunde Brühe mit viel Aroma, die sowohl als Suppengrundlage als auch zum Würzen verwendet werden kann. Allerdings ist Dashi wesentlich einfacher zuzubereiten. Sie benötigen dafür nur Wasser, etwas Kombu-Algen und Bonitoflocken (feine Flocken aus dem Fleisch einer bestimmten Thunfischart, die Sie getrocknet in vielen Asialäden erhalten).

Und so wird Dashi gekocht: Geben Sie einen Liter Wasser und ein knapp handtellergroßes Stück Kombu in einen Topf und lassen Sie den Kombu 10 bis 20 Minuten lang ziehen. Dann bringen Sie das Wasser bei mäßiger Hitze zum Kochen. Entfernen Sie den Kombu, sobald das Wasser zu kochen beginnt, und nehmen Sie den Topf vom Herd – fertig! Den Kombu können Sie danach weiter zum Kochen verwenden. Rühren Sie nun die Bonitoflocken in die Kombu-Brühe ein und lassen sie einige Minuten lang ziehen. Sobald die Flocken zu Boden sinken, ist es Zeit, die Brühe abzuseihen. Falls Sie einmal kein Dashi zur Hand haben, können Sie als Ersatz Gemüsebrühe verwenden.

Dashi wird auf Okinawa als würzige Zutat zu vielen Gerichten verwendet: entweder als Grundlage für Suppen und Eintopfgerichte oder um Gemüsegerichten das gewisse Etwas zu verleihen. Da Dashi viel Geschmack, aber nur geringste Mengen an Salz enthält, ist es ideal zum gesunden Würzen.

Miso-Paste

Miso-Paste ist eines der vielen Produkte, die aus Sojabohnen gewonnen werden. Zur Herstellung von Miso werden Sojabohnen – oft gemeinsam mit Reis oder Getreide (meist Gerste oder Weizen) – mit Wasser, Salz und dem speziellen *Koji*-Schimmelpilz (*aspergillus oryzae* – er ist wie die Pilzkulturen in Roquefort und anderen Käsesorten absolut unschädlich) fermentiert. Das Ergebnis ist eine Paste mit erdigem, intensivem Geschmack, die anstelle von Salz zum Würzen vieler Gerichte verwendet werden kann.

Wie Shiitake-Pilze besitzt auch Miso-Paste die Geschmacksqualität *umami*. Vor allem kräftige Gemüsegerichte werden durch sie noch schmackhafter. Außerdem bildet Miso-Paste die Grundlage für die allgegenwärtige Miso-Suppe, die Sie im Rezeptteil (ab S. 72 ff.) noch genauer kennenlernen werden.

Miso-Paste ist in vielen verschiedenen Sorten erhältlich, die teils danach unterschieden werden, ob Reis oder Getreide darin enthalten sind, teils aber auch nach der Farbe oder speziellen Aromen. Gemeinsam haben diese Sorten die vielen wertvollen Inhaltsstoffe: Wer mit Miso-Paste würzt, reichert sein Essen dabei gleichzeitig mit hochwertigen Proteinen, verschiedenen B-Vitaminen, Isoflavonoiden und weiteren wertvollen sekundären Pflanzenstoffen an. Auch Magnesium und Kalium sind in Miso-Paste in nennenswerten Mengen enthalten.

Die gesundheitsfördernde Wirkung von Miso steht in Japan schon lange im Fokus vieler Studien. Bisherige Ergebnisse deuten darauf hin, dass der regelmäßige Verzehr von Miso sowohl vor Bluthochdruck schützt als auch vor Gastritis, Magengeschwüren und sogar Magenkrebs. Auch das Risiko für andere Krebserkrankungen, insbesondere Brustkrebs, scheint durch den täglichen Verzehr von Miso zu sinken. Die in Miso-Paste enthaltenen Antioxidantien schützen zusätzlich die Zellen der Körpers vor schädlichen freien Radikalen. Damit die wertvollen Inhaltsstoffe der Miso-Paste besser erhalten bleiben, sollte sie nicht lange mitgekocht, sondern am besten erst kurz vor dem Servieren untergerührt werden.

Sojasoße

Im Gegensatz zu Dashi und Miso-Paste hat die Sojasoße schon lange ihren Weg in die europäische Küche gefunden: Fast jeder kennt die dunkle, salzige Soße zumindest vom Besuch im Asiarestaurant. Anstelle der dort oft verwendeten chinesischen Sorten möchte ich Ihnen jedoch zu japanischer Sojasoße, *Shoyu* genannt, raten, da chinesische Sojasoße oft überflüssigerweise zusätzliche Geschmacksverstärker enthält.

Ähnlich wie Miso-Paste wird auch Sojasoße durch Fermentation aus Sojabohnen, Weizen, Wasser und Salz gewonnen – im Vergleich zu Miso-Paste ist sie jedoch viel dünnflüssiger und weniger intensiv im Geschmack. Je nachdem, in welchem Mengenverhältnis Sojabohnen und Weizen eingesetzt werden, ist die Sojasoße heller oder dunkler. Hellere Sorten haben dabei in der Regel ein milderes Aroma, während dunkle – zum Beispiel Tamari – deutlich intensiver im Geschmack sind.

Da Sojasoße ebenfalls *umami* und leicht salzig schmeckt, eignet sie sich gut anstelle von Salz zum Würzen fast aller Speisen, und sie ist ideal, um bei Tisch mit einigen Tropfen individuell nachzuwürzen. Je später Sie die Sojasoße beim Kochen hinzufügen, desto besser bleiben ihr Aroma und ihre gesunden Inhaltsstoffe erhalten.

Verwenden Sie die Soße vor allem bei den ersten Versuchen sparsam, da sie durchaus intensiv würzt und Sie schließlich nicht mehr Salz als nötig verwenden wollen.

Je dunkler die Sojasoße ist, desto mehr gesunde Antioxidantien und Proteine enthält sie – aber auch helle Sorten haben durchaus noch einen nennenswerten Gehalt an diesen wertvollen Anti-Aging-Stoffen. Laut den Forschern der Universität Singapur enthält dunkle Sojasoße sogar rund zehn Mal so viele Antioxidantien wie Rotwein.

Kurkuma

Kurkuma (Gelbwurz) ist unter den Namen *Ucchin* oder *Ukon* eine wichtige Zutat in der Küche Okinawas. Das gelb-orange Gewürzpulver wird aus der getrockneten knolligen Wurzel der Pflanze gewonnen, die zur Familie der Ingwergewächse gehört. Es verleiht den Speisen nicht nur einen würzigen, leicht bitteren Geschmack, sondern auch eine intensive gelbe Farbe.

Kurkuma wird nicht nur auf Okinawa, sondern in großen Teilen Asiens und insbesondere in Indien seit Jahrtausenden wegen seiner heilsamen Wirkungen geschätzt. Es dient dort vor allem zur Stärkung des Magens und der Leber, da es die Magensaftproduktion und die Verdauung anregt. Noch interessanter sind jedoch seine antioxidativen und entzündungshemmenden Wirkstoffe, insbesondere das Curcumin, das darüber hinaus in Laborversuchen eine krebshemmende Wirkung gezeigt hat. Eine indische Studie hat ergeben, dass die gleichzeitige

Aufnahme von gemahlenem Schwarzem Pfeffer und Kurkuma die Aufnahme des Curcumins noch verstärkt.

Darüber hinaus scheint Kurkuma die Triglycerid-Werte im Blut zu senken und das Risiko für die Entstehung von Blutgerinnseln zu senken. Traditionell wird Kurkuma außerdem zur Stärkung des Immunsystems und zur Behandlung von arthritischen Beschwerden eingesetzt.

Außer in Curry-Gerichten können Sie Kurkuma auch hervorragend zum Würzen von Fisch und vielerlei Gemüsegerichten verwenden – vor allem Gemüsesuppen bekommen durch eine Prise Kurkuma das gewisse Etwas.

Chili

Chilis sind in fast allen tropischen und subtropischen Ländern eine beliebte Zutat, und auch auf Okinawa werden sie sehr gerne zum Kochen verwendet. Man schätzt sie nicht nur wegen ihrer Schärfe, sondern auch wegen ihrer desinfizierenden Wirkung, die vor möglichen Krankheitserregern im Essen schützt. Darüber hinaus enthalten Chilis viel Vitamin C, und das darin enthaltene Capsaicin (das auch für ihre Schärfe verantwortlich ist) regt den Kreislauf und den Stoffwechsel an und schützt möglicherweise sogar vor der Einlagerung von Fett. Auf Okinawa ist vor allem eine kleine, rote Chili-Sorte namens *Koregusu* von mittlerer Schärfe beliebt, die Sie aber durch andere Chili-Sorten Ihrer Wahl ersetzen können.

Das Schärfste an jeder Chili sind ihre Kerne, die Sie vor dem Kochen allerdings entfernen sollten. Die Schärfe haftet übrigens an den Fingern (!) – waschen Sie sich deshalb danach gründlich die Hände oder tragen Sie beim Schneiden gleich Handschuhe.

Eine noch junge Spezialität in der Küche Okinawas sind eingelegte *Koregusu:* Dabei werden die getrockneten Chili-Schoten in *Awamori* eingelegt, einer einheimischen Reisschnaps-Spezialität, die wie japanischer Sake aus Reis hergestellt, aber anschließend noch destilliert wird. Danach verwendet man sowohl die Chilis als auch die aromatisierten *Awamori* zum Würzen, vor allem von Suppen.

Ingwer

Die frischen Wurzelknollen des Ingwers sind in der Küche Okinawas – wie auch in allen übrigen asiatischen Küchen – eine beliebte Zutat für viele Gerichte. Er hat ein scharfes, frisch-zitroniges Aroma, wobei die Schärfe je nach Sorte und Herkunftsland variieren kann. Gleichzeitig wird Ingwer seit jeher zur Behandlung von Übelkeit und Magenbeschwerden eingesetzt sowie zur Förderung der Verdauung. Wegen seiner entzündungshemmenden, schleimlösenden und antiviralen Inhaltsstoffe dient Ingwer auch zur Behandlung von Erkältungen. Darüber hinaus enthält er verschiedene Mineralstoffe und Spurenelemente, die jedes Gericht gesundheitlich bereichern.

Wenn Sie den Geschmack des Ingwers besser erhalten wollen, sollten Sie ihn beim Kochen erst kurz vor Ende hinzufügen: Langes Kochen lässt zwar seine Schärfe stärker durchkommen, aber er verliert dabei das frische, zitronige Aroma.

Kuzu

Kuzu ist eine mit der Familie der Bohnen verwandte, äußerst schnellwachsende Pflanze, deren verschiedene Teile in Japan und in der Traditionellen Chinesischen Medizin unter anderem zur Behandlung von Kopfschmerzen und Infektionen sowie zur Entwöhnung von Alkohol und Nikotinsucht verwendet werden. Sie senkt den Blutdruck und nach einer taiwanesischen Studie sogar die Körpertemperatur.

Während Kuzu als Heilpflanze wegen möglicher Nebenwirkungen besonders von Schwangeren, bei Autoimmunerkrankungen und bei Kreislaufproblemen besser nicht verwendet werden sollte, ist ganz allgemein sein Gebrauch in der Küche seit Jahrhunderten bewährt. Die stärkereiche Wurzel wird pulverisiert als Bindemittel für Soßen und Suppen verwendet. Kuzu-Pulver ist dafür ideal, weil es sehr wenig Eigengeschmack besitzt. Es ist leicht verdaulich und wird in Japan häufig gegen Magen-Darm-Beschwerden eingesetzt. Gleichzeitig kommt auch in dieser Form noch sein Gehalt an Flavonoiden zum Tragen, der fast so hoch ist wie der von Sojabohnen.

Kuzu erhalten Sie als weißes Pulver oder in kleinen weißen Klümpchen. Beides muss stets gut verschlossen aufbewahrt werden, damit es kein Wasser zieht. Zum Andicken rühren Sie pro halbem Liter Flüssigkeit einen gehäuften Teelöffel Kuzu-Pulver (Klümpchen vorher zerdrücken) mit kaltem Wasser an, bevor Sie es zum Essen geben. Lassen Sie dieses nur noch kurz aufkochen, damit mehr von den gesunden Inhaltsstoffen im Kuzu erhalten bleiben.

Korianderkraut

Während in Europa und Nordamerika vor allem die Samen des Korianders als Gewürz verwendet werden, ist das Korianderkraut in weiten Teilen Asiens ein hochgeschätztes Küchenkraut – auch auf Okinawa. Die Blätter ähneln im Aussehen glatter Petersilie, haben aber ein ganz eigenes Aroma, das sich auch von dem der Koriandersamen unterscheidet. Viele Europäer finden ihren Geschmack zu Anfang etwas gewöhnungsbedürftig, aber schon nach kurzer Zeit sehr lecker. Die Blätter werden grundsätzlich frisch verwendet und meist wie Petersilie gehackt über verschiedene Gerichte gestreut. Beim Kochen verliert sich ihr Aroma schnell.

Korianderkraut ist reich an Vitamin C und sekundären Pflanzenstoffen, die die Verdauung unterstützen, leicht antibakteriell wirken und den Appetit anregen. Es ist ideal, um dem Essen noch etwas Farbe, Aroma und gesunde Inhaltsstoffe hinzuzufügen.

Kochkunst à la Okinawa

Eine typische Mahlzeit beginnt auf Okinawa stets mit etwas Miso-Suppe – dies gilt sogar für das Frühstück. Ich war zunächst etwas skeptisch, als ich feststellen musste, dass ein Frühstück mit Brot, Marmelade oder Müsli in der Okinawa-Ernährung einfach nicht vorgesehen ist. Stattdessen gibt es traditionell Miso-Suppe, etwas Reis und einige Häppchen Gemüse. Immerhin gehört zumindest eine Tasse Tee dazu. Die übrigen Mahlzeiten verlaufen ganz ähnlich: Ein Schälchen Miso-Suppe ist der Auftakt zu einer Mahlzeit aus Reis, Süßkartoffeln, viel Gemüse und etwas Fisch oder Fleisch.

Falls Sie auf Ihr Lieblingsfrühstück nicht verzichten möchten, kann ich das durchaus verstehen. Es wäre aber wesentlich gesünder, wenn dieses zumindest nicht aus Weißmehl-Brötchen, süßer Marmelade und Kaffee bestünde, sondern besser aus einem vollwertigen, ungesüßten Müsli mit frischen Früchten oder wenigstens einem Vollkorn-Brötchen und viel gesundem Grüntee. Und vielleicht probieren Sie ja bei Gelegenheit auch mal die japanische Variante – ich zumindest habe festgestellt, dass sie manchmal genau das Richtige ist für einen guten Start in den Tag!

Das Besondere der Okinawa-Küche fängt schon bei der Zubereitung an. Wie auch in China finden Sie auf Okinawa kaum Rezepte für Rohkost oder Salate – fast alle Speisen werden gedünstet oder gebraten, auch wenn man sie danach zum Teil auch kalt verzehrt.

Dies mag auf den ersten Blick nicht sehr gesundheitsbewusst erscheinen, da wir in Europa stets betonen, wie viele Vitamine beim Kochen verloren gehen. Gekochte Speisen haben gegenüber Rohkost aller Art jedoch den Vorteil, dass sie leichter zu verdauen sind – und Sie wissen ja schon, wie viel Wert auf Okinawa darauf gelegt wird, die Verdauungsorgane nicht zu überlasten. Angesichts der Vielzahl an Vitaminen und anderen Vitalstoffen, die die Menschen dort durch ihre besonderen Ernährungsgewohnheiten zu sich nehmen, müssen sie sich über einige verloren gegangene Vitamine jedoch auch nicht allzu sehr den Kopf zerbrechen! Allerdings werden viele Gerichte in der Küche Okinawas auch auf besonders schonende Weise zubereitet.

Die wichtigsten Techniken beim Kochen sind Dünsten und Braten. Das Gemüse wird dabei aber nicht lange Zeit in Unmengen von Wasser verkocht – das schont auch die Vitamine. Wasserreiche Gemüsesorten werden sogar praktisch nur in ihrem eigenen Saft geschmort. Für beides eignen sich am besten ein Wok oder eine Pfanne mit hohem Rand, in der Sie gut umrühren können, denn bei vielen Gerichten werden die verschiedenen Zutaten gleich in der Pfanne miteinander vermengt.

Daher ist es auch kein Wunder, dass das typische Gericht Okinawas das bereits erwähnte *Champuru* ist. Ein Champuru ist Okinawas Antwort auf unseren Eintopf – es vereint alle Zutaten, die sich gerade anbieten, in einem einzigen, leicht zuzubereitenden Gericht. Die Basis für

Champurus ist eine Mischung aus Tofu und Gemüse, die ganz nach Wunsch mit etwas Fisch, Fleisch oder Nudeln angereichert wird. Diese Zutaten werden je nach Garzeit nach und nach in die Pfanne gegeben und gemeinsam in etwas Öl angebraten.

Leichte Rezepte aus der Okinawa-Küche

Und nun gebe ich Ihnen einen Einblick in die gesunde Kochkunst von Okinawa – und viele Informationen darüber, wie Sie diese am besten umsetzen und auch an Ihren persönlichen Geschmack anpassen können. **Die Menge der Rezept-Zutaten ist dabei jeweils für zwei Personen angegeben.** Wenn Sie ganz im Okinawa-Stil essen wollen, können Sie auch von verschiedenen Gerichten jeweils kleinere Mengen für eine bunt gemischte Mahlzeit zubereiten.

Vegetarisches Goya-Champuru

Der bittere Geschmack der Goya prägt sich den meisten Besuchern Okinawas am deutlichsten ein – doch wer sich erst einmal an ihn gewöhnt hat, möchte ihn bald nicht mehr missen. Ein ideales Gericht für heiße Sommertage, das sättigt und dabei doch schön leicht ist.

ZUTATEN
1 kleine oder 1/2 große Goya (Bittermelone)
1 TL Rapsöl

200 g fester Tofu, grob gewürfelt
2 Eier
2 – 3 TL Sojasoße

Zubereitung
Die Goya waschen, die Enden entfernen und den Rest der Länge nach halbieren. Dann mit einem Löffel das weiße Innere mitsamt der Kerne entfernen und wegwerfen. Das verbleibende Fruchtfleisch in dünne Streifen schneiden. Diese in eine Schüssel geben, salzen und 10 Minuten lang stehenlassen – so wird die Goya weniger bitter. Danach gut mit Wasser abspülen.

Das Rapsöl im Wok oder in einer Pfanne verteilen und erhitzen. Die Tofuwürfel hineingeben und anbraten, bis sie sich leicht bräunen. Dabei gelegentlich umrühren.

Als Nächstes die Goya dazugeben und unter regelmäßigem Rühren schmoren lassen, bis sie weich ist. Eventuell zwischendurch etwas Wasser angießen.

Die Eier aufschlagen und in einer kleinen Schüssel mit der Gabel verquirlen. Dann zu den übrigen Zutaten geben. Alles unter Rühren weiterbraten, bis die Eier genau so sind, wie Sie es gern haben, und mit Sojasoße abschmecken. – Falls Sie Bonitoflocken zur Hand haben, können Sie das Champuru damit nach Wunsch bestreuen.

Auf Okinawa wird Goya-Champuru oft auch mit Schweinefleisch zubereitet. Wenn Sie dies ebenfalls ausprobieren möchten, nehmen Sie 100 g mageres Schweinefleisch, das

Sie in dünne Streifen schneiden und als Erstes in der Pfanne anbraten, bevor Sie den Tofu und die übrigen Zutaten wie oben beschrieben hinzufügen. Noch gesünder ist es natürlich, wenn Sie das Schweinefleisch vorher à la Okinawa durch Kochen von überschüssigem Fett befreien (siehe S. 57).

Leckere Champuru-Variationen

Das Schöne am Champuru ist, dass Sie so viele verschiedene Zutaten dafür verwenden können – Hauptsache, Sie haben genügend Tofu und Gemüse zur Hand. Probieren Sie ruhig auch andere Gemüsesorten mit oder anstelle von Bittermelonen. Gerade in der kalten Jahreszeit bereite ich zum Beispiel sehr gerne Champurus mit Hokkaido-Kürbis und Pilzen zu, die wärmender als das eher frische Goya-Champuru sind.

Neben kleinen Portionen mageren Fleisches eignen sich auch Fisch oder Meeresfrüchte dazu, geschmacklich mehr Abwechslung ins Champuru zu bringen, zum Beispiel etwas Thunfisch oder Makrelenfilets (sogar aus der Dose, aber im eigenen Saft!). Achten Sie jedoch darauf, dass der Hauptteil des Gerichts aus Tofu und Gemüse besteht, Fleisch oder Fisch sollten höchstens ein Viertel der Gesamtmenge ausmachen.

Miso-Suppe

Der Klassiker der japanischen Küche ist so einfach zuzubereiten, dass es kaum der Rede wert ist – aber dabei so vielseitig, dass er unbedingt einen Platz unter Ihren Standardrezepten verdient!

ZUTATEN

500 – 800 ml Dashi-Brühe (je nach Hunger und weiteren Zutaten)

3 – 4 EL Miso-Paste in einer Sorte Ihrer Wahl

Zubereitung

Die Dashi-Brühe ein Mal kurz aufkochen und den Topf vom Herd nehmen. Sobald sie nicht mehr kocht, die Miso-Paste unterrühren, bis sie sich ganz aufgelöst hat.

Ideal für alle Gelegenheiten

Miso-Suppe können Sie als klare Brühe oder mit verschiedenen Einlagen Ihrer Wahl zubereiten. Der Klassiker auf Okinawa ist Miso-Suppe mit Wakame-Algen und Tofu. Ebenso gut eignen sich nahezu alle Gemüsesorten oder asiatische Nudeln. So können Sie sich jederzeit Ihre Lieblings-Miso-Suppen passend zur Saison zusammenstellen. Zutaten, die erst noch in der Brühe kochen sollen, werden vor der Miso-Paste hinzugefügt – sie kommt immer erst zum Schluss dazu, weil beim Kochen wertvolle Inhaltsstoffe zerstört werden.

Okinawan Soba-Pfanne

Okinawan Soba ist sowohl der Name einer Nudelsorte als auch die Bezeichnung für eine Suppe mit diesen Nudeln. Diese eignen sich aber auch sehr gut dafür, eine leichte und bekömmliche Nudelpfanne zuzubereiten. Da Okinawan Soba in Europa nur selten erhältlich sind, können Sie sie auch durch andere asiatische Nudeln ersetzen oder auch dünne Spaghetti, Tagliatelle oder Fadennudeln aus Hartweizengrieß verwenden.

ZUTATEN

100 g Okinawan Soba-Nudeln (Nudeln aus Buchweizenmehl)
2 Shiitake-Pilze (frisch oder bereits eingeweicht)
1 kleine Karotte
100 g Rettich
300 g Paksoi (als Ersatz eignet sich Mangold)
2 TL Rapsöl
1 rote, kleine Chili-Schote, fein gehackt
2 EL Sojasoße
2 TL Mirin (süßer japanischer Reiswein zum Kochen, als Ersatz eignet sich süßer Sherry)

Zubereitung

Die Nudeln nach Packungsangabe in reichlich Wasser rund 5 Minuten lang kochen lassen. In ein Sieb abgießen und kurz mit warmem Wasser abbrausen.

Die Pilze putzen, halbieren und in dünne Scheiben schneiden.

Die Karotte und den Rettich waschen und schälen und beides in feine Streifen schneiden (Julienne).

Den Paksoi waschen und säubern. Dann die Blätter der Länge nach halbieren und quer in feine Streifen schneiden.

Das Öl im Wok oder in einer tiefen Pfanne erhitzen. Die Shiitake-Pilze und die Chili hineingeben und kurz anbraten. Die Karotten- und Rettich-Julienne sowie etwas Wasser dazugeben und 2 – 3 Minuten lang schmoren lassen. Dann kommen die Nudeln sowie Paksoi, Sojasoße und Mirin dazu. Alles unter Rühren weitere 3 – 4 Minuten lang anbraten und bei Bedarf nochmals mit Sojasoße abschmecken.

Auch dieses Rezept ist ein Beispiel für ein Gericht, das Ihnen viel Raum für Kreativität lässt. Probieren Sie es mit verschiedenen Gemüsesorten oder mit Algen, und experimentieren Sie mit Kräutern und Gewürzen Ihrer Wahl.

Ingwer-Schweinefleisch-Champuru

Wie Sie wissen, ist Schweinefleisch in der Küche Okinawas besonders beliebt. In diesem exotischen Gericht zeigt es seine leichte, genussvolle Seite!

ZUTATEN

100 g mageres Schweinefilet
100 g fester Tofu

2 EL Sojasoße
2 TL Mirin
200 g Chinakohl
1 rote Paprika
1 EL Rapsöl
1 mittelgroßes Stück frischer Ingwer, fein gehackt
½ TL Kurkuma
1 EL Korianderkraut, frisch gehackt

Zubereitung
Das Schweinefilet und den Tofu in dünne Streifen schneiden, und beides gemeinsam ca. 30 Minuten lang in einer Schüssel mit Sojasoße und Mirin marinieren.

Den Chinakohl waschen und säubern, die Blätter der Länge nach halbieren. Dann die Blätter quer in breite Streifen schneiden.

Die Paprika waschen und putzen. Dann der Länge nach vierteln und quer in feine Streifen schneiden.

Das Öl im Wok oder in der Pfanne erhitzen, den Ingwer hineingeben und gleich im Anschluss die Fleisch-Tofu-Mischung mitsamt der Marinade. Unter Rühren anbraten, bis das Fleisch gar ist.

Chinakohl, Paprika und Kurkuma dazugeben, etwas Wasser angießen, und alles unter regelmäßigem Rühren schmoren lassen, bis die Paprika weich ist. Zum Schluss, falls nötig, mit Sojasoße abschmecken und mit Korianderkraut bestreuen.

Gemüse pur-Champuru

In diesem Champuru finden Sie anstelle von Tofu die in Japan beliebten Adzukibohnen, die ebenfalls reich an hochwertigen Proteinen sind.

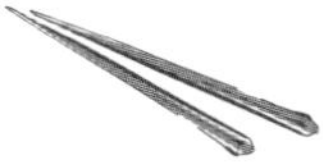

ZUTATEN
100 g Adzukibohnen
1 große Karotte
100 g Zuckerschoten
100 g Shiitake-Pilze
1 kleines Stück frischer Ingwer, fein gehackt
1 EL Rapsöl
100 ml Wasser
1 EL Miso-Paste
1 EL Korianderkraut, frisch gehackt
30 g gehackte Walnüsse

Zubereitung

Die Bohnen über Nacht in reichlich Wasser einweichen (notfalls genügen auch 3 – 4 Stunden). Abgießen und in frischem Wasser kochen, bis sie weich sind (ca. 30 Minuten), dann in einem Sieb abtropfen lassen.

Die Karotte waschen, schälen und in breite Streifen schneiden, die Zuckerschoten waschen und putzen. Die Pilze putzen, halbieren und in Scheiben schneiden.

Das Öl in einem Wok oder einer tiefen Pfanne erhitzen. Die Karotten hineingeben und ca. 1 Minute unter Rühren andünsten. Dann Zuckerschoten, Shiitake-Pilze und Ingwer dazugeben, gut vermischen und 2 – 3 Minuten lang schmoren lassen.

Die Miso-Paste mit etwas Wasser anrühren und mit dem übrigen Wasser zum Gemüse geben. Nicht mehr aufkochen lassen, sondern nur gut unterrühren und kurz ohne Hitzezufuhr durchziehen lassen. Zum Schluss mit Korianderkraut und Walnüssen bestreuen und bei Bedarf mit Sojasoße abschmecken.

Gebratene Somen-Nudeln

Somen sind dünne, lange Fadennudeln, die im Geschmack deutlich milder als Udon-Nudeln sind. Ersatzweise können Sie extradünne Spaghetti aus Hartweizengrieß verwenden.

ZUTATEN
100 g Somen-Nudeln
300 g Chinakohl
1 mittelgroße Karotte
1 mittelgroße Zucchini
100 g Austernpilze
1 rote Chili-Schote
3 TL Rapsöl
Meersalz, Pfeffer

Zubereitung
Die Somen-Nudeln nach Packungsangabe in reichlich Wasser für rund 2 Minuten kochen, sodass sie nicht zu weich werden. Danach abgießen und mit kaltem Wasser abschrecken.

Den Chinakohl waschen und säubern, und die Blätter quer in feine Streifen schneiden.

Die Karotte waschen und schälen, die Zucchini waschen und den Stielansatz entfernen. Beides in dünne, feine Streifen schneiden (Julienne).

Die Austernpilze säubern, Stiele entfernen und die Kappen längs in breite Streifen schneiden.

Die Chili-Schote waschen, Stielansatz und Kerne entfernen und die Schote in feine Ringe schneiden.

2 TL Öl in einer tiefen Pfanne erhitzen. Die Chili-Ringe hineingeben und einige Sekunden lang andünsten, dann das Gemüse dazugeben, gut mischen und einige Minuten lang schmoren, bis die Karotten weich sind. Herausnehmen und beiseitestellen.

Das restliche Öl in die Pfanne geben, erhitzen und die Nudeln darin anbraten, bis sie sich leicht bräunen. Das Gemüse dazugeben und gut vermischen, ohne weitere Hitzezufuhr noch kurz durchziehen lassen und mit Salz und Pfeffer abschmecken.

Kohl

Kohl ist ein hervorragender Schlankmacher, weil er wenig Kalorien, dafür aber viele Ballaststoffe besitzt. Außerdem steckt er voller gesunder Vitalstoffe. Probieren Sie für dieses Gericht neben Chinakohl auch andere Sorten, beispielsweise Spitzkohl oder Wirsing. Blumenkohl, Rosenkohl und Brokkoli sollten ebenfalls regelmäßig Bestandteil Ihres Speiseplans sein.

Lachspfanne

Lachs gehört zu den Fischen mit den höchsten Anteilen an Omega-3-Fettsäuren – er darf also ruhig öfter mal auf dem Speiseplan stehen! Am besten sind die Omega-3-Werte und der Geschmack übrigens in Wildlachs.

ZUTATEN
300 g frisches Lachsfilet
1 EL Sojasoße
1 EL Zitronensaft
½ TL Kuzu, fein zerdrückt
½ Bund Lauchzwiebeln
1 kleine Karotte
1 Knoblauchzehe
100 g Mungobohnenkeimlinge (Sojasprossen)
100 g Brokkoli
1 EL Rapsöl
50 ml Dashi oder Gemüsebrühe
Pfeffer

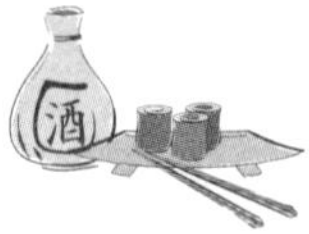

Zubereitung

Den Lachs in grobe Würfel schneiden. Sojasoße, Zitronensaft und Kuzu verrühren und die Lachsstücke darin 10 Minuten lang marinieren.

Die Lauchzwiebeln putzen, die Karotte waschen und schälen. Beides schräg in Scheiben schneiden – von den Lauchzwiebeln evtl. auch das Grün. Die Knoblauchzehe schälen und in der -presse zerdrücken, die Mungobohnenkeimlinge unter fließendem Wasser gut abspülen. Den Brokkoli waschen und in kleine Röschen zerteilen.

Den Fisch aus der Marinade nehmen und gut abtropfen lassen. Marinade aufbewahren.

Das Öl im Wok oder in einer Pfanne erhitzen. Die Fischwürfel kurz von allen Seiten darin anbraten, dann wieder herausnehmen.

Danach die Lauchzwiebeln, die Karotte, die Sprossen und den Knoblauch in die Pfanne geben und kurz andünsten. Dann die Brühe und die Marinade angießen und den Brokkoli dazugeben. Zugedeckt 5 Minuten lang schmoren lassen.

Zuletzt die Lachswürfel hineingeben und alles noch 1 – 2 Minuten ohne Deckel garen lassen. Dabei vorsichtig umrühren und zuletzt mit etwas Pfeffer würzen.

Fisch zubereiten

Frische (oder aufgetaute) Fischfilets lassen sich so einfach zubereiten, dass es wirklich keinen Grund gibt, sie nicht öfter zu essen. Wichtig ist vor allem die *3-S-Regel:* Zuerst säubern, dann mit etwas Zitronensaft säuern und zuletzt salzen. In der richtigen Reihenfolge sorgen die 3 S dafür, dass der Fisch nicht so leicht zerfällt und schmackhafter ist. Achten Sie darauf, Fisch stets nur sparsam zu würzen, um den Eigengeschmack nicht zu überdecken. Fischfilets haben im Ganzen eine Garzeit von rund 10 – 15 Minuten, kleingeschnitten geht es deutlich schneller.

Werden Sie kreativ

Süßkartoffeln sind ein gutes Beispiel dafür, wie abwechslungsreich Sie dasselbe Gericht durch den Einsatz verschiedener Kräuter und Gewürze zubereiten können: Für einen mediterranen Touch verwenden Sie statt obiger Zutaten einfach die typischen Kräuter des Mittelmeeres, also Rosmarin, Thymian, Oregano und Co., nach Wunsch etwas zerdrückten Knoblauch, und mischen sie mit Olivenöl.
Wenn Sie die Süßkartoffeln noch eindeutiger asiatisch würzen wollen, können Sie zu den Originalzutaten noch Curry, Ingwer, Fünf-Gewürz-Pulver, Cumin oder auch Zitronengras hinzufügen.
Scheuen Sie sich auch nicht, zur Abwechslung einmal ganz normale Petersilie, Schnittlauch, mildes Paprikapulver oder Muskatnuss in Ihren Gerichten einzusetzen. Und vielleicht kreieren Sie sogar ein bayerisches Champuru mit viel Kraut und einer winzigen Portion Speck, oder Sie kombinieren Ihr Lieblings-Grünkohlgericht mit leckerem geräuchertem Tofu. Wichtig ist nur, dass Sie den gesunden Prinzipien der Okinawa-Küche treu bleiben – wenn Sie diese kreativ mit Ihren eigenen Lieblingszutaten kombinieren, ist Ihnen die Zustimmung von Okinawas Hundertjährigen dennoch gewiss.

Gebackene Süßkartoffeln

Gebackene Süßkartoffeln sind eine ideale Ergänzung zu Rührei, Fischgerichten oder frischen Salaten – aber sie eignen sich auch als einfaches Hauptgericht!

ZUTATEN
500 g Süßkartoffeln
1 kleine rote Chili-Schote, fein gehackt
1 TL Kurkuma
Meersalz, Pfeffer
2 EL Rapsöl

Zubereitung
Die Süßkartoffeln gut waschen und längs in möglichst gleichgroße Spalten schneiden. Chili, Kurkuma, Salz, Pfeffer und Öl mischen.

Die Süßkartoffeln mit der Haut nach unten auf ein Backblech legen und mit der Gewürz-Öl-Mischung bestreichen. Dann im vorgeheizten Backofen bei 180 °C ca. 40 Minuten lang backen. Die Süßkartoffeln sind wie normale Kartoffeln fertig, wenn sie beim Anstechen durch und durch weich sind. Die Schale vor dem Essen entfernen.

Cashew-Champuru

Einige Cashewkerne geben diesem Champuru das besondere Etwas!

ZUTATEN
300 g Brokkoli
½ rote Paprika
50 g Champignons
1 Knoblauchzehe

1 EL Rapsöl
400 g fester Tofu, gewürfelt
50 g Cashewkerne (ungesalzen)
50 ml Dashi oder Gemüsebrühe
1 EL Sojasoße

Zubereitung

Den Brokkoli waschen und in kleine Röschen teilen. Die Paprika von Kernen und Stielsansatz befreien, der Länge nach halbieren und quer in feine Streifen schneiden.

Die Champignons trocken abreiben und säubern, die Stiele kürzen oder falls nötig entfernen. Dann in dünne Scheiben schneiden.

Die Knoblauchzehe schälen und in feine Scheiben schneiden.

Das Öl im Wok oder in einer tiefen Pfanne erhitzen, den Knoblauch hineingeben und einige Sekunden anbraten. Dann den Tofu und die Cashewkerne dazugeben. Alles gemeinsam unter Rühren weiterbraten, bis sich der Tofu leicht golden bräunt, und aus der Pfanne nehmen.

Den Brokkoli und die Paprika in die Pfanne geben und mit der Brühe angießen. Dann bei geschlossenem Deckel 5 Minuten schmoren lassen.

Die Pilze hinzufügen und alles unter Rühren garen, bis nur noch wenig Flüssigkeit in der Pfanne steht. Den Tofu und die Cashewkerne unterrühren, die Pfanne vom Herd nehmen und die Sojasoße unterrühren – fertig!

Nüsse

Nüsse sind hochwertige Proteinquellen, die außerdem gesunde Fettsäuren und zahlreiche Antioxidantien enthalten. Sie sind zwar kalorienreich, aber in kleinen Mengen trotzdem ideal zum gesunden Garnieren, zum Kochen und sogar als kleiner Snack.

Paella à la Okinawa

Im Tiefkühlregal finden Sie viele Meeresfrüchte küchenfertig und praktisch portionierbar – so lässt sich dieses leckere Rezept ganz einfach zubereiten.

ZUTATEN
50 g Fischfilet (z.B. Rotbarsch)
1 TL Zitronensaft
1 kleine Schalotte
½ rote Paprika
50 g grüne Erbsen (vorgekocht)
3 TL Rapsöl
50 g Tofu, klein gewürfelt
1 Knoblauchzehe, fein gehackt
1 kleine, rote Chili-Schote, fein gehackt
1 kleine Tasse Rundkornreis (ca. 200 ml)
500 ml Gemüsebrühe oder Dashi
1 TL Kurkuma
Meersalz, Pfeffer
100 g Meeresfrüchte, küchenfertig (z.B. Shrimps, Calamari-Ringe)
1 EL Korianderkraut, frisch gehackt

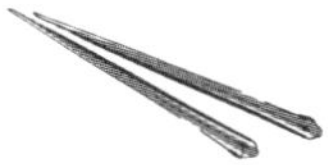

Zubereitung

Das Fischfilet würfeln, mit Zitronensaft beträufeln und kurz ziehen lassen.

Die Schalotte schälen und fein würfeln. Die Paprika waschen, Stielansatz und Kerne entfernen und das Fruchtfleisch in kleine Würfel schneiden. Die Erbsen unter fließendem Wasser gut abbrausen.

2 TL Öl in einer tiefen Pfanne erhitzen, den Tofu dazugeben und unter regelmäßigem Rühren leicht bräunen. Fisch und Meeresfrüchte hinzugeben und unter Rühren 1 – 2 Minuten von allen Seiten anbraten. Dann alles aus der Pfanne nehmen und beiseitestellen.

Das restliche Öl in die Pfanne geben, erhitzen, Schalotte, Paprika, Knoblauch und Chili hineingeben und 2 – 3 Minuten anbraten. Dann den Reis dazugeben, vermischen und mit der Brühe aufgießen. Mit Kurkuma, Salz und Pfeffer würzen, zum Kochen bringen und ca. 5 Minuten lang köcheln lassen ohne umzurühren.

Dann Tofu, Fisch und Meeresfrüchte sowie die Erbsen daruntermischen. Zugedeckt bei schwacher Hitze weitere 10 – 15 Minuten lang köcheln lassen, bis der Reis und die Meeresfrüchte gar sind. Falls nötig, zwischendurch nochmals etwas Brühe nachgießen. Vor dem Servieren mit dem gehackten Korianderkraut bestreuen.

Auberginen-Tofu-Pfanne

Die getrockneten Tomaten verleihen diesem Gericht eine interessante süße Note – und sind dabei viel gesünder als die Verwendung von Zucker.

ZUTATEN

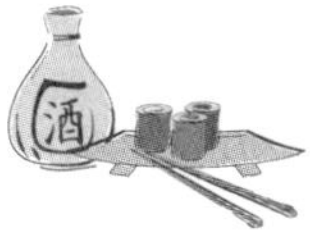

2 Auberginen
1 grüne Paprika
2 getrocknete Tomaten
100 ml Wasser
1 TL Mirin (japanischer Reiswein)
1 EL Miso-Paste
3 TL Rapsöl
100 g fester Tofu, gewürfelt
½ TL Kuzu (stärkehaltiges Pulver)

Zubereitung

Die Auberginen waschen und putzen. Dann der Länge nach halbieren und quer in dünne Scheiben schneiden. Für 10 Minuten in kaltes Wasser legen, um sie zu entbittern. Gut abtropfen lassen. Die Paprika waschen und putzen, dann vierteln und quer in breite Streifen schneiden.

Die getrockneten Tomaten 5 Minuten in etwas Wasser einweichen. Herausnehmen, das Wasser aufheben und die Tomaten in kleine Stücke schneiden.

Wasser, Mirin und Miso-Paste in eine Schüssel geben und gut verrühren, bis die Miso-Paste aufgelöst ist. Dann auch das Einweichwasser der getrockneten Tomaten unterrühren.

Reis auf Japanisch

In Japan wird traditionell klebriger Rundkornreis serviert, der sich mit Stäbchen leichter essen lässt. Er ist ein wichtiger Bestandteil der gesunden Okinawa-Küche. Noch gesünder wäre es jedoch, ungeschälten Reis zu verwenden, der deutlich mehr Mineralstoffe und Spurenelemente enthält – und mit seinem größeren Ballaststoffanteil noch schneller beim Abnehmen hilft. Am einfachsten ist das Reiskochen mit der Quellmethode: Bringen Sie 1 Teil Reis mit 2 Teilen Wasser und etwas Salz zum Kochen, und lassen Sie ihn mit geschlossenem Deckel bei kleiner Hitze köcheln, bis die Flüssigkeit aufgesogen ist. Oder Sie geben dieselbe Menge Reis und Wasser in einen ofenfesten Bräter, den Sie im Backofen zugedeckt ca. 20 – 25 Minuten bei 200 °C erhitzen.

2 TL Öl in einer tiefen Pfanne erhitzen und den Tofu darin von allen Seiten anbraten, bis er goldgelb ist.

Das restliche Öl dazugeben und erhitzen. Die Aubergine hineingeben und unter stetigem Rühren rund 3 Minuten lang anbraten. Die Paprika dazugeben, alles weitere 3 Minuten unter ständigem Rühren anbraten bzw. bis beide Gemüse weich sind. Bei Bedarf etwas Wasser angießen.

Die getrockneten Tomaten hinzufügen, unterrühren und bei schwacher Hitze weitere 2 Minuten lang garen. Dann die Miso-Mischung unterrühren und kurz ziehen lassen. Zuletzt Kuzu in etwas Wasser auflösen, unterrühren und alles nochmals kurz erhitzen, bis die Soße sämig ist.

Gesundes Mittelmeer-Gemüse

Auberginen und Zucchini sind ein guter Ersatz für Bittermelonen und andere exotische Gemüsesorten, die manchmal einfach nirgendwo zu finden sind. Beide enthalten ebenfalls viele gesunde Vitalstoffe und dabei nur wenige Kalorien – sie sind daher nicht ohne Grund ein wichtiger Bestandteil der gesunden Ernährung rund ums Mittelmeer.

Tofu-Salat mit Algen

Salat wird auf Okinawa zwar gewöhnlich nicht so oft in der uns gewohnten Form gegessen, aber es gibt viele Zutaten, die sich ganz hervorragend zu einem Salat im Okinawa-Stil kombinieren lassen – sehen Sie selbst!

ZUTATEN

1 kleines Stück Ingwer
1 EL Zitronensaft
1 EL Sojasoße
1 TL Mirin
1 EL Rapsöl
Pfeffer
100 g fester Tofu
100 g weißer Rettich
1 kleine Karotte
½ Gurke
1 – 2 Streifen Wakame-Algen
1 Lauchzwiebel

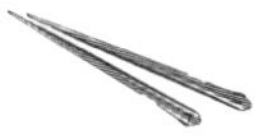

Zubereitung
Den Ingwer schälen und auf einer feinen Reibe reiben. Mit Zitronensaft, Sojasoße, Mirin, Rapsöl und etwas Pfeffer zu einer Marinade vermischen. Den Tofu in längliche, dünne Stücke schneiden und mindestens eine halbe Stunde lang darin marinieren.

Den Rettich und die Karotte schälen, halbieren und mit einem Gemüseschäler in schmale Streifen schneiden. Die Gurke waschen, der Länge nach halbieren und in sehr dünne Scheiben schneiden.

Die Wakame-Algen waschen, 15 Minuten in kaltem Wasser einweichen, dann abgießen. Eventuell dicke Blattrippen entfernen, dann die Algen in dünne, lange Streifen schneiden.

Das Auge isst mit

Auf Okinawa werden alle Speisen hübsch angerichtet und garniert – so wirkt alles gleich noch appetitlicher. Auch Ihren Salaten können Sie zusätzlichen Pep verleihen, indem Sie beispielsweise mit dem Gemüseschäler feinste Streifen zaubern, anstatt das Gemüse nur kleinzuschneiden. Aus Gurken oder Radieschen lassen sich mit etwas Geschick sogar feine Spiralen schneiden. Und mit abwechslungsreichen Zutaten wird der Salat gleich noch bunter, abwechslungsreicher und gesünder – verwenden Sie daher regelmäßig wechselnde Salat- und Gemüsesorten, aber auch Sprossen, Nüsse oder etwas Obst dafür.

Die Lauchzwiebel waschen und putzen. Der Länge nach bis zur Mitte einschneiden und dann schräg in dünne Ringe schneiden.

Einen Hauch Öl in eine Pfanne geben und darin die Lauchzwiebel und den Tofu kurz anbraten. Die Marinade nicht weggießen – sie ist gleichzeitig das Salatdressing!

Zuletzt alle Zutaten in einer Schüssel vermischen und eventuell noch mit etwas Sojasoße und Pfeffer abschmecken.

Hühnchen-Tofu-Pfanne

Gegen den Genuss von Geflügel haben auch die Ältesten Okinawas nichts einzuwenden, wenn er in Maßen erfolgt – wie in diesem leckeren Gericht.

ZUTATEN
150 g Hühnerbrustfilet
1 kleine Stange Lauch
1 kleine Karotte
2 Shiitake-Pilze
2 TL Rapsöl
200 g fester Tofu, locker zerkrümelt
1 kleines Stück frischer Ingwer, fein gehackt
1 kleine, rote Chili-Schote, fein gehackt
1 EL Sojasoße
2 TL Mirin (japanischer Reiswein)
Pfeffer
1 EL Korianderkraut, frisch gehackt

Zubereitung

Das Hühnerbrustfilet kurz unter kaltem Wasser abbrausen, trockentupfen und der Länge nach in breite Streifen schneiden. Dann quer in dünne Scheiben schneiden.

Den Lauch waschen und putzen, die Stange der Länge nach zur Hälfte einschneiden und dann quer in dünne Ringe schneiden. Verwenden Sie auch den zarteren Teil des Grüns. Die Karotte waschen, schälen und in lange, feine Streifen schneiden (Julienne).

Die Shiitake-Pilze putzen, halbieren und quer in dünne Streifen schneiden.

Das Öl im Wok oder in einer Pfanne erhitzen. Das Hühnerfleisch hineingeben und unter ständigem Rühren kurz von allen Seiten anbraten, bis es rundum weiß ist. Dann Tofu, Ingwer, Chili und die Lauchzwiebeln in die

Kochen nach Farben

Ein einfacher Trick, um abwechslungsreich und gesund zu kochen, ist es, auf die Farben der Zutaten zu achten: Je mehr verschiedene Farbtöne vertreten sind, desto besser! Auf Okinawa wird – wie auch in der übrigen japanischen sowie chinesischen Küche – traditionell darauf geachtet, dass Gerichte und Menüs nicht nur in der Wahl der Zutaten, sondern auch optisch harmonisch aufeinander abgestimmt sind. So werden in folgendem Gericht Blumenkohl und Nudeln durch rote Chili und grünes Korianderkraut farblich ergänzt.

Pfanne geben und alles unter Rühren weitere 2 – 3 Minuten lang anbraten.

Dann den Lauch, die Karotten und die Pilze hinzufügen, mit etwas Wasser aufgießen und bei geschlossenem Deckel einige Minuten lang köcheln lassen, bis die Karotten weich sind.

Zuletzt Sojasoße und Mirin unterrühren, ohne weitere Hitzezufuhr 1 – 2 Minuten lang ziehen lassen, mit Pfeffer abschmecken und mit gehacktem Korianderkraut bestreuen.

Blumenkohl-Makrelen-Champuru

Beim ersten Probieren ist das Aroma dieses Gerichts vielleicht noch etwas ungewohnt, aber schon beim zweiten Mal werden Sie es lieben!

ZUTATEN
100 g Okinawan Soba- oder Udon-Nudeln
300 g Blumenkohl
1 kleine, rote Chili, fein gehackt
1 Karotte
50 g Chicorée
50 g Makrelenfilets aus der Dose
30 g Cashewkerne, ungesalzen
1 TL Kurkuma
1 EL Sojasoße
1 TL Korianderkraut, frisch gehackt

Zubereitung
Die Nudeln nach Packungsangabe in reichlich Wasser rund 5 Minuten lang kochen lassen. Über einem Sieb abgießen und kurz mit warmem Wasser abbrausen.

Den Blumenkohl waschen, in Röschen zerteilen und diese in Scheiben schneiden. Die Karotte waschen, schälen und in dünne Streifen schneiden (Julienne). Den Chicorée waschen und die Blätter quer in feine Streifen schneiden.

Den Blumenkohl in eine Pfanne mit *so viel* Wasser geben, dass der Boden bedeckt ist, das Wasser zum Köcheln bringen und den Blumenkohl 3 Minuten lang dünsten.

Dann die Chili, die Karotten, den Chicorée, die Makrelenfilets und die Cashewkerne dazugeben und gut umrühren, sodass der Fisch in kleine Stücke zerfällt. Kurkuma unterrühren und weitere 1 – 2 Minuten köcheln lassen. Bei Bedarf etwas Wasser angießen. Zuletzt die Sojasoße und das Korianderkraut unterrühren, die Nudeln dazugeben und alles gut verrühren.

Gemüse-Quinoa-Pfanne

Dieses Gericht ist ideal für kalte Tage, an denen eine wärmende, sättigende Mahlzeit so richtig guttut.

ZUTATEN
1 Knoblauchzehe
3 TL Rapsöl
3 TL Sojasoße
100 g fester Tofu, gewürfelt
2 Lauchzwiebeln
200 g Kürbis
200 g Brokkoli
2 Shiitake-Pilze
½ TL Kurkuma
100 g Quinoa
300 ml Gemüsebrühe
1 EL Kürbiskerne

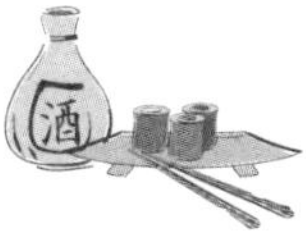

Zubereitung
Die Knoblauchzehe schälen, pressen und mit jeweils 2 TL Rapsöl und Sojasoße vermischen. Den Tofu dazugeben, gut mischen und 10 Minuten ziehen lassen.

Die Lauchzwiebeln waschen, putzen und in feine Ringe schneiden. Den Kürbis waschen und dünn würfeln. Den Brokkoli waschen und in kleine Röschen zerteilen.

Die Shiitake-Pilze putzen, halbieren und quer in feine Streifen schneiden.

Das restliche Öl in einer tiefen Pfanne erhitzen und die Lauchzwiebeln kurz darin anbraten. Kürbis und Kurkuma dazugeben und beides gut unterrühren.

Die Quinoa-Körner kurz in einem Sieb unter fließendem Wasser abbrausen, dann ebenfalls in die Pfanne geben und kurz mit anbraten. Mit der Gemüsebrühe aufgießen und mit geschlossenem Deckel 10 Minuten köcheln lassen.

Sprossen

Mungebohnenkeimlinge (die in Deutschland oft fälschlich als Sojasprossen bezeichnet werden) sind unter den Senioren Okinawas sehr beliebt – sowohl als knackiger Snack zwischendurch als auch zum Kochen. Sie haben ebenso wie andere Sprossen-Sorten einen besonders hohen Gehalt an Vitalstoffen und sind ein richtiger kleiner Jungbrunnen. Wenn Sie immer frische Sprossen zur Verfügung haben möchten, können Sie sie auch ganz einfach auf der Fensterbank selber ziehen!

Als Nächstes den Brokkoli und die Pilze dazugeben und unterrühren. Falls nötig, etwas Wasser nachgießen und weitere 5 Minuten mit geschlossenem Deckel garen, bis alles bissfest ist.

Zuletzt den Tofu mitsamt Marinade und die Kürbiskerne unterrühren. Dann alles unter Rühren so lange weiterdünsten, bis die restliche Flüssigkeit verdampft ist, und mit dem Rest der Sojasoße abschmecken.

Gesunde Körner

Das »Inkagetreide« *Quinoa* ist zwar nicht auf Okinawa heimisch, aber es passt gut in seine gesunde Küche, da es besonders reich an wertvollen Mineralien und Spurenelementen ist. Außerdem enthält es hochwertige Proteine und verschiedene Vitamine. Neben Quinoa können Sie auch Hirse oder Amaranth als gesunde Bereicherung zur typischen Okinawa-Kost verwenden.

Sprossen-Champuru

Sprossen eignen sich prima für Salate – aber Sie können sie auch zum Kochen auf Okinawa-Art verwenden, zum Beispiel mit diesem leckeren Rezept.

ZUTATEN
200 g Süßkartoffel
200 g Blumenkohl
100 g braune Champignons
100 g gemischte Sprossen (z.B. Mungobohnen, Linsen, Sojabohnen)
2 EL Rapsöl
100 ml Dashi oder Gemüsebrühe
1 kleine, rote Chili-Schote, fein gehackt
1 kleines Stück frischer Ingwer, fein gehackt
½ TL Kuzu
1 EL Sojasoße
1 TL Mirin (japanischer Reiswein)
Pfeffer
1 EL Korianderkraut, frisch gehackt

Zubereitung
Die Süßkartoffel schälen und in kleine Würfel schneiden. Den Blumenkohl waschen, in kleine Röschen zerteilen und diese nochmals halbieren. Die Champignons säubern, die Stiele kürzen oder falls nötig entfernen, die Kap-

pen vierteln. Die Sprossen unter fließendem Wasser in einem Sieb abbrausen.

Das Öl im Wok oder in einer tiefen Pfanne erhitzen, Süßkartoffel und Blumenkohl hinzugeben und kurz andünsten. Dann die Brühe angießen und das Gemüse 5 Minuten lang bei geschlossenem Deckel schmoren lassen.

Pilze, Chili, Ingwer und Sprossen unterrühren und alles Weitere 2 – 3 Minuten lang garen, bis es bissfest ist.

Das Kuzu in etwas Wasser auflösen und unter das Gemüse rühren. Kurz aufkochen lassen, bis es andickt. Dann die Pfanne vom Herd nehmen, Sojasoße und Mirin unterrühren, mit Pfeffer abschmecken und mit gehacktem Korianderkraut bestreuen.

Tipps für den richtigen Ein(Um)-stieg

Zumindest theoretisch wissen Sie nun, dass die Küche Okinawas ein wahrer Jungbrunnen ist und wie ihre Zutaten und Ernährungsprinzipien Ihnen dabei helfen können, bei bester Gesundheit ein hohes Alter zu erreichen. Ihr Appetit wird jedoch normalerweise nicht von heute auf morgen darauf Rücksicht nehmen, dass Sie sich ab sofort viel leichter und gesünder ernähren wollen. Der Mensch ist schließlich ein Gewohnheitstier, und das gilt ganz besonders, wenn es um seinen Magen geht.

Anders als bei einer Diät geht es beim Okinawa-Prinzip jedoch nicht darum, sich einige Tage oder Wochen lang durch eine kalorienreduzierte oder anderweitig eingeschränkte Ernährung zu kämpfen, um danach erleichtert wieder in den alten Trott zurückzufallen. Stattdessen liegt sein großer Wert darin, Ihnen eine abwechslungsreiche, gesunde Ernährungsphilosophie nahezubringen, die Sie ein langes, gesundes Leben lang begleiten kann.

Wer jahrzehntelang deftige Hausmannskost gegessen hat oder sich mit Vorliebe von Süßigkeiten und fettigen Snacks ernährt, sollte deshalb nicht zu viel von sich erwarten. Das Erlernen einer neuen Ernährungsweise braucht Zeit und Geduld, und vor allem die richtige Motivation! Gerade Ihre Motivation bleibt Ihnen aber nur erhalten, wenn Sie sich realistische Ziele setzen, sowohl was den Kaloriengehalt betrifft als auch die Größe der Portionen oder ihre Zusammensetzung. Auch über Jahre hinweg angefutterte Pfunde werden mit der Okinawa-Ernährung nicht über Nacht verschwinden – dafür aber auf Dauer umso sicherer.

Mahlzeit für Mahlzeit leichter essen

Am einfachsten fällt es erfahrungsgemäß, zunächst die Kaloriendichte der täglichen Ernährung herabzusetzen (siehe auch S. 27). Das ist, wie Sie schon wissen, gar nicht so schwer: Sie müssen dafür nur so oft wie möglich ein kalorienreiches Nahrungsmittel durch ein kalorienärmeres ersetzen. Hier hilft die Taktik der kleinen Schritte:

Anstatt die Sahnetorte zum Nachtisch von heute auf morgen durch einen schlichten Apfel zu ersetzen, können Sie ruhigen Gewissens zunächst einmal auf ein gleichgroßes Stück Obstkuchen ohne Sahne oder Cremeschicht umsteigen – einige Kalorien haben Sie sich damit schon gespart, und im Obst stecken noch dazu einige wertvolle Vitamine. Ein nächster Schritt ist dann, anstelle eines Obstkuchens einen leckeren Obstsalat zu versuchen. Selbst wenn Sie diesen mit Joghurt oder Quark zubereiten, haben Sie sich im Vergleich zum Obstkuchen schon wieder im Kaloriengehalt verbessert – vor allem, wenn Sie dabei fettarme Joghurt- oder Quarksorten verwenden. Denken Sie aber daran, dass auch nicht zu viel Zucker in den Obstsalat geraten sollte, da dieser den Kaloriengehalt (und den Blutzuckerspiegel) nur wieder unnötig in die Höhe treibt!

Auf dieselbe Weise können Sie nach und nach all Ihre Mahlzeiten von Kalorienbomben befreien und mit kalorienarmen, gesunden Nahrungsmitteln auffüllen. Und vergessen Sie nicht: Es geht dabei zunächst einmal nicht darum, die Menge an Nahrung zu reduzieren, die Sie insgesamt zu sich nehmen, sondern nur darum, ihre Zusammensetzung auf die richtige Weise zu verändern. Auch bedeutet eine gesunde Ernährung auf Okinawa-Art nicht, dass Sie nie wieder ein Stückchen Sahnetorte zu sich nehmen dürften – gelegentlich ein kleines Stück ist durchaus vertretbar, solange Sie bei den meisten Mahlzeiten zum Ausgleich die richtige – also gesunde – Wahl treffen.

Das Wichtigste sind die Prinzipien

Schon während Sie auf diese Weise die ersten Schritte hin zu einem gesünderen, leichteren Leben tun, können Sie sich außerdem mit der Küche Okinawas und ihren besonders lebensverlängernden Zutaten vertraut machen. Sie wissen ja, dass allein schon die richtige Zubereitung viel zum Gesundheitswert Ihrer Ernährung beiträgt. Tun Sie sich also ruhig immer öfter etwas Gutes, indem Sie dünsten, statt zu braten, oder mit wenig Öl braten, anstatt zu frittieren (oder entsprechend zubereitete Gerichte auf der Speisekarte auswählen). Die Rezepte im vorangegangenen Kapitel liefern Ihnen dafür viele leckere Beispiele.

Und schließlich sollten Sie es sich auch nicht nehmen lassen, die Techniken und Zutaten der Küche Okinawas in Ihren eigenen Gerichten zu verwenden, um damit Ihre Lieblingskreationen zu entwickeln.

Sicherlich wäre es am gesündesten, Ihren Speiseplan genauso wie den der Ältesten auf Okinawa zu gestalten. Aber Sie tun Ihrer Gesundheit auch schon einen großen Gefallen, wenn Sie die Prinzipien der Okinawa-Ernährung auch auf unsere einheimischen Gemüse, Obstsorten und Kräuter übertragen und sich den Kern ihrer Ernährungsphilosophie zu eigen machen: Essen soll nicht pappsatt, sondern vor allem gesund und lebendig machen!

Element II: Bleiben Sie in Bewegung

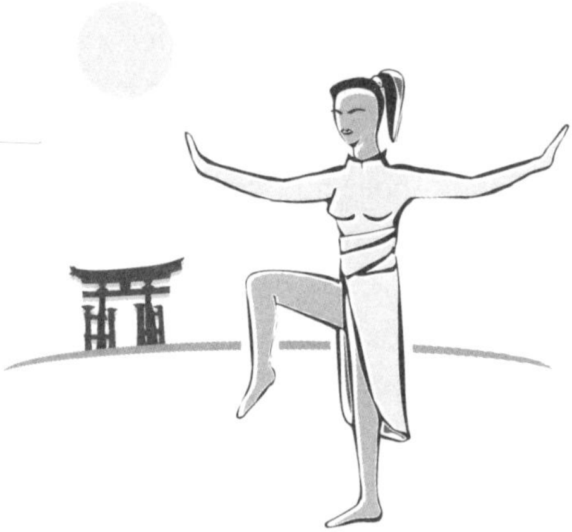

Die Ernährung spielt eine wichtige Rolle für Gesundheit und Langlebigkeit – aber sie allein reicht nicht aus, um Sie so gesund altern zu lassen wie die Hundertjährigen von Okinawa. Daher möchte ich Ihnen nun das zweite Element des Okinawa-Prinzips vorstellen, das ebenso wichtig ist wie die richtige Ernährung: Bewegung!

Neben ihrem hohen Alter erstaunt vor allem eines an den Ältesten Okinawas: ihre große Agilität. Auch wenn es manchmal etwas langsamer geht – die meisten Senioren Okinawas sind bis zuletzt aktiv und beweglich. Und manche von ihnen erscheinen sogar mit über 100 fitter als ihre eigenen Kinder und Enkel. Wenn ich dabei an europäische Senioren denke, von denen viele schon mit Anfang 80 die meiste Zeit im Fernsehsessel oder im Rollstuhl verbringen, wird mir erst so richtig bewusst, wie bewundernswert der Fitnesszustand dieser Hundertjährigen ist.

Ihr geht jedoch ein langes Training voraus – allein schon dadurch, dass das gebräuchlichste Fortbewegungsmittel auf Okinawa bis in jüngste Zeit die eigenen Füße waren.

Darüber hinaus waren die Bewohner Okinawas bis weit nach dem Zweiten Weltkrieg ein Volk von Selbstversorgern, und die Arbeit im eigenen Garten war ihre Lebensgrundlage. Interessant ist, dass die Gartenarbeit von den meisten von ihnen nicht als Anstrengung wahrgenommen wird, sondern als erfüllende Aufgabe. Daher verwundert es auch nicht, dass viele von Okinawas Hundertjährigen nach wie vor im Rahmen ihrer Möglichkeiten ihr eigenen Gärten bestellen.

10.000 Schritte am Tag – gehen statt laufen

»Wer rastet, der rostet« – dieses einprägsame Sprichwort könnte als Fitness-Motto der Senioren auf Okinawa gelten. Wer bis ins hohe Alter gut zu Fuß sein will, der muss seinen Beinen genügend Bewegung gönnen.

Unser Körper ist beileibe keine starre Maschine, die im Laufe der Zeit unweigerlich von Abnutzungserscheinungen heimgesucht wird. Stattdessen ist gerade die Bewegung ausschlaggebend dafür, dass der Stoffwechsel in den Muskeln und anderen Körpergeweben reibungslos funktioniert, und auch die Gelenke bleiben länger funktionsfähig, wenn sie regelmäßig bewegt werden.

Ausschlaggebend ist auch hier – wie bei der Ernährung – das rechte Maß. Nicht umsonst leiden gerade begeisterte Freizeitsportler oft sogar verstärkt unter Abnutzungserscheinungen und Gelenkbeschwerden. Die Menschen Okinawas haben diesen gegenüber jedoch einen unschlagbaren Vorteil: Sie besitzen viel zu viel Gelassenheit, um sich aus sportlichem Ehrgeiz allzu sehr zu verausgaben, und betreiben alle sportlichen Aktivitäten vor allem um der Freude an der Bewegung willen – und damit tun sie genau das Richtige.

Und wie steht es mit Ihnen? Vielleicht gehören Sie ja zu den Menschen, die schon ihr ganzes Leben lang Sport treiben und sich sowieso fit genug für ein langes Leben fühlen. Dann möchte ich Ihnen lediglich raten, sich bei Ihren sportlichen Aktivitäten nicht zu überanstrengen, auf Ihre Gelenke zu achten und den Hauptteil Ihres Trainings der Ausdauer zu widmen.

Falls Sie jedoch zur großen Mehrheit derer gehören, die sich zwar seit Jahren vornehmen, mehr für ihre Fitness zu tun, aber es einfach niemals richtig schaffen, dann möchte ich Sie dazu ermutigen, jetzt endlich mehr Bewegung in Ihr Leben zu bringen. Dafür brauchen Sie weder eine teure Ausrüstung, noch müssen Sie sich mit schwierigen Herausforderungen oder gar mit Muskelkater abplagen. Die Grundlage für ein Bewegungstraining nach Okinawa-Art ist ganz einfach: Sie besteht aus *gehen, gehen, gehen*.

Ärzte empfehlen Senioren auch in Deutschland, mindestens 6.000 Schritte pro Tag zu Fuß zurückzulegen – und zwar am besten an der frischen Luft. Diese 6.000 Schritte sind schneller zurückgelegt, als viele glauben, denn dafür genügt schon ein ausgiebiger Spaziergang. Wenn Sie außerdem oft die Treppe anstelle des Aufzugs nehmen, kleine Besorgungen zu Fuß erledigen und zu Hause nicht gerade den ganzen Tag nur auf dem Sofa sitzen, sind ebenfalls schnell die 10.000 Schritte erreicht, die eher dem Okinawa-Stil entsprechen.

Spazierengehen klingt vielleicht nicht besonders aufregend, aber es ist durchaus effektiv – und mit einem täglichen Spaziergang (ein flottes Tempo sollte es aber schon sein!) tun Sie sich mehr Gutes als mit einem wöchentlichen Besuch im Fitnessstudio. Aber das Beste daran ist, dass Sie wirklich nichts weiter dafür brauchen als bequeme Schuhe und unter Umständen wetterfeste Kleidung – Sie können dabei einfach nichts falsch machen. Außerdem gibt es Ihnen die Möglichkeit, jederzeit eine nette Begleitung mitzunehmen und so gemeinsam noch mehr Spaß zu haben. Am wirkungsvollsten sind Ihre Spaziergänge, wenn Sie außerdem die folgenden Hinweise beachten:

- Finden Sie Ihr Idealtempo: Gehen Sie nicht allzu gemütlich, aber entspannt. Wichtig ist, dass Sie in Bewegung bleiben. Es ist besser, wenn Sie Ihr Tempo lange durchhalten können, ohne Pausen einlegen zu müssen, als wenn Sie sich etappenweise abhetzen.
- Gehen Sie in die Natur: Ein wichtiger Effekt des Spaziergangs ist, dass Sie dabei viel Sauerstoff tanken können, und am besten ist die Luft nun mal im Grünen. Spazieren Sie deshalb unbedingt in der freien Natur oder im Park – oder wenigstens durch dicht bepflanzte Vorgärten anstatt entlang einer vielbefahrenen Straße.
- Bewegen Sie Ihren gesamten Körper: Auch wenn es am einfachsten ist, entspannt zu schlendern, sollten Sie sich doch ein bisschen zusätzliche Bewegung für den Rest Ihres Körpers gönnen – das Gehen beansprucht schließlich zunächst einmal vor allem die Beine. Schwingen Sie deshalb beim Gehen stets bewusst auch mit den Armen locker mit, und halten Sie außerdem den Rücken und den Kopf locker aufrecht.
- Gymnastik mit den Armen: Wenn Sie Ihren Spaziergang zu einer richtigen kleinen Trainingseinheit machen wollen, gelingt das ganz einfach mit den folgenden Übungen, die den Kreislauf anregen und die Beweglichkeit verbessern:
  - Heben Sie Ihre gestreckten Arme während des Gehens beim Einatmen hoch über den Kopf, und führen Sie sie beim Ausatmen langsam wieder nach unten – mal vor dem Körper und mal seitlich.

- Lassen Sie Ihre Arme im Rhythmus mit Ihren Schritten gegeneinander kreisen wie die Speichen eines Rades – mal vorwärts und mal rückwärts.
- Boxen Sie bei jedem Schritt mit dem gegenüberliegenden Arm kräftig nach vorne.

Diese Übungen lassen sich natürlich leichter durchführen, wenn Sie dabei bequeme Trainingskleidung tragen, in der Sie sich ungehindert bewegen können und die Luft an Ihre Haut lässt.

Frische Luft für alle Zellen

Eines der größten Probleme unserer westlichen Lebensweise ist, dass wir zu viel Zeit in geschlossenen Räumen verbringen. Ganz anders dagegen die Alten auf Okinawa: Sie verbringen so viel Zeit wie möglich an der frischen Luft, und wenn sie sich doch im Haus aufhalten, werden wenigstens alle Fenster und Türen weit geöffnet. Dies ist natürlich zum einen durch Okinawas rund ums Jahr mildes Klima begünstigt – zum anderen ist es jedoch auch eine Frage der Einstellung und des Willens, denn selbst in Mitteleuropa lässt sich zumindest die Hälfte des Jahres problemlos im Freien verbringen. Und in der übrigen Zeit ist dafür lediglich die richtige Kleidung nötig – denn wie man im Norden so schön sagt: »Es gibt kein schlechtes Wetter, sondern nur unpassende Kleidung!«

Frische Luft ist eine wichtige Voraussetzung dafür, dass der Körper von der Bewegung auch profitieren kann, denn um reibungslos funktionieren zu können, brauchen viele Prozesse im Körper einfach genügend Sauerstoff. Nur wenn die Sauerstoffversorgung stimmt, kann unser Körper seine volle Leistungsfähigkeit erhalten, und den meisten Sauerstoff bekommen wir nun mal bei Bewegung an der frischen Luft. Darüber hinaus ist der Sauerstoff auch für unsere geistige Leistungsfähigkeit unverzichtbar, und Sauerstoffmangel führt relativ schnell zu Konzentrationsproblemen und lähmender Müdigkeit.

Bringen Sie Ihre Atmung in Schwung!

Auch unsere Atemtechnik hat einen großen Einfluss darauf, wie gut die Sauerstoffversorgung unseres Körpers funktioniert. Je besser sich die Lunge mit Luft füllt, desto mehr Sauerstoff kann der Körper aufnehmen. Bei einer flachen, hastigen Atmung dagegen ist der Gasaustausch in der Lunge nur eingeschränkt möglich – und das ist für die Gesundheit gar nicht förderlich. Denn schließlich dient die Atmung nicht nur dazu, Sauerstoff aus der Luft aufzunehmen. Gleichzeitig werden beim Ausatmen Stoffwechselabbauprodukte abgegeben, allen voran Kohlendioxyd (CO_2), die bei einer ungenügenden Atmung den Körper belasten.

Bei Stress neigen wir dazu, flach und hastig zu atmen, und verschlimmern so noch seine körperlichen Auswirkungen. Dagegen kann es wahre Wunder wirken, wenn wir schon bei den ersten Zeichen von Anspannung darauf achten, bewusst tief und langsam durchzuatmen – damit lassen sich sogar Blutdruck und Pulsfrequenz beeinflussen!

Dabei sollten das Ausatmen und das Einatmen immer in einem ausgewogenen Verhältnis zueinander stehen. Das Spazierengehen ist ideal, um eine tiefe Atmung und einen gesunden Atemrhythmus einzuüben: Wenn Sie gleichmäßig gehen, können Sie dafür Ihre Schritte zu Hilfe nehmen. Atmen Sie jeweils drei bis vier Schritte lang tief ein und danach mindestens ebenso lange – oder besser ein bis zwei Schritte länger – wieder aus. Probieren Sie aus, in welchem Rhythmus Sie sich am wohlsten fühlen, und versuchen Sie, auch bei anderen Aktivitäten und im Alltag öfter tief und gleichmäßig zu atmen, um Ihren Körper optimal mit Sauerstoff zu versorgen.

Neben dem Spazierengehen zeigt ein Blick nach Okinawa Ihnen, was Sie sonst noch draußen tun können:

Legen Sie einen Garten an

Zu den verbreitetsten Beschäftigungen unter Okinawas Hundertjährigen gehört die Gartenarbeit – und zwar nicht nur, weil sie an der frischen Luft stattfindet (doch auch das ist einer ihrer großen Vorteile). Ein kleiner Gemüsegarten bietet jedoch noch mehr:

- Bei der Pflege Ihres Gartens oder Balkons bleiben Sie ganz automatisch in Bewegung, und Sie können dabei Ihrem eigenen Rhythmus folgen. Auch wenn das Bücken oder Knien ab einem gewissen Alter vielleicht nicht mehr so leichtfällt, ist es nicht zwangsläufig schädlich: Solange es langsam und mit Bedacht durchgeführt wird, kann beides sogar dazu beitragen, die Gelenke länger beweglich zu halten. Darüber hinaus gibt Ihnen die Gartenarbeit viele Gelegenheiten, sich zu dehnen und zu strecken und den ganzen Körper in Schwung zu bringen. Auch ein grüner Balkon sorgt für Bewegung – allein schon, weil Sie täglich nach Ihren Pflanzen sehen und sie regelmäßig gießen müssen.

- Sie können sich auf gesunde Weise zumindest mit einem Teil Ihres Gemüsebedarfs selbst versorgen – in Bioqualität und so frisch wie sonst nirgendwo. Dabei können Sie auch manche Gemüsesorten und Kräuter anbauen, die sonst in Ihrer Nähe nur schwer erhältlich sind. Der Anbau von besonders wärmeliebenden Pflanzen wie Bittermelonen erfordert zwar ein Gewächshaus und etwas Geschick, aber er ist durchaus auch in unseren Breiten möglich.
- Und nicht zuletzt ist die Pflege des eigenen Gartens eine zutiefst befriedigende Beschäftigung! So sehen es auf jeden Fall viele der Hundertjährigen auf Okinawa.

Wer keinen eigenen Garten hat, sollte sich davon nicht entmutigen lassen. Ihnen bleibt immer noch die Möglichkeit, Ihren Balkon in eine kleine grüne Oase zu verwandeln. Dort ist vielleicht nicht ganz so viel Platz, aber Sie können sich immer noch einen wunderbaren Sitzplatz im

Freien schaffen – und selbst auf dem kleinsten Balkon ist Raum für einige Kräuter, eine Chili-Pflanze und einige Töpfe mit Tomaten oder Gurken.

Gärtnern ist daher ideal für alle, denen Bewegung alleine nicht genügt, weil ihnen ein zusätzlicher Nutzen dabei fehlt (obwohl Gesundheit und Beweglichkeit ja eigentlich schon Nutzen genug wären): Sie können beim Gärtnern ganz konkrete Ergebnisse Ihrer Arbeit sehen.

Spiel und Spaß im Freien

Besonders beliebt ist unter Okinawas Senioren der gemeinsame Zeitvertreib im Freien – und ihre Lieblingsbeschäftigung dabei ist Gateball, eine Sportart, die dem Krocket ähnelt und sich von Japan aus seit einigen Jahren rund um die Welt als ideale Sportart für Senioren verbreitet – selbst in Deutschland gibt es schon den ersten Verein.

Gateball sorgt dabei nicht nur für leichte Bewegung an der frischen Luft. Weil dabei der Ball mit großer Präzision durch mehrere kleine Tore gespielt und dann auch noch ein Zielpfosten damit getroffen werden muss, fördert es auch Koordination und Konzentrationsfähigkeit – und das strategische Denken, da die Regeln es möglich machen, die gegnerische Partei gezielt zu behindern. Und nicht zuletzt ist Gateball auch eine gute Gelegenheit, um Freunde zu treffen, sich zu unterhalten und einen freundschaftlichen Wettstreit zu pflegen – ganz im Sinne des vierten Elements des Okinawa-Prinzips, das Sie später noch kennenlernen werden.

Neben Gateball gibt es jedoch noch viele weitere Sportarten und Spiele, bei denen Sie an der frischen Luft in Bewegung kommen. Ähnlich wie beim Gateball können Sie beispielsweise bei Boule oder Boccia, Minigolf und Eisstockschießen Ihre Geschicklichkeit trainieren und gleichzeitig viel Spaß mit Freunden haben. Auch Federball oder Tischtennis sind dafür geeignet, und zusätzlich trainieren sie noch das Reaktionsvermögen.

Tanzen und Singen – der Lebensfreude Ausdruck verleihen

Eine beliebte Institution unter den Hundertjährigen Okinawas sind die Seniorenklubs, die es in vielen Dörfern des Archipels gibt. Sie treffen sich mindestens ein Mal pro Woche, um die Gemeinschaft zu pflegen, Neuigkeiten auszutauschen und nicht zuletzt auch zum gemeinsamen Singen und Tanzen. Die traditionellen Tänze und Gesänge erfreuen sich unter den Senioren beinahe ebenso großer Beliebtheit wie das Gateball-Spiel – sie sind eine lebendige Kulur, an der jeder teilhat. Und sie sind ein Teil des Geheimnisses, das die Menschen auf Okinawa so gesund ein hohes Alter erreichen lässt. In diesem Kapitel interessieren wir uns vor allem für die Bewegung, die das Tanzen mit sich bringt.

Der traditionelle Tanz Okinawas wird typischerweise langsam und fließend durchgeführt, stärkt dabei den gesamten Körper und regt auf sanfte Weise den Kreislauf an. Er besteht aus abwechslungsreichen Bewegungsfolgen, die die Konzentrationsfähigkeit ebenso fördern wie den Gleichgewichtssinn, die Koordination und nicht zuletzt die Flexibilität des Körpers. Da er zu Gesang oder Musik durchgeführt wird, hat er einen Rhythmus, der Körper und Geist in Schwung bringt. Tanz ist daher eine ideale Methode, um in Bewegung zu bleiben und gleichzeitig das Leben in vollen Zügen zu genießen – vor allem, wenn der Tanz so abwechslungsreich und dabei schonend ist wie auf Okinawa.

In Europa dürfte es zwar schwierig sein, die Tanzkunst Okinawas zu erlernen. Aber natürlich eignen sich auch verschiedene europäische Volkstänze, ebenso auch Paartänze dazu, mehr Bewegung in Ihr Leben zu bringen. Es gibt jedoch noch weitere Möglichkeiten, wie Sie mit fließenden und langsamen Bewegungen noch schonender trainieren können:

- Allen voran ist hier *Tai Chi* zu nennen. Im Gegensatz zu den Tänzen Okinawas hat es schon lange den Weg nach Europa gefunden und wird in vielen Kursen angeboten.
- Ähnlich empfehlenswert wie Tai Chi ist auch *Qi Gong*, das ebenfalls aus dem Reich der Mitte stammt und bei den Übungen noch mehr Betonung auf die richtige Atmung und die Lenkung des Energieflusses legt.
- Und nicht zuletzt ist auch *Yoga* eine große Hilfe, wenn

Sie in jedem Alter beweglich und fit sein wollen. Zwar ist das jahrtausendealte Bewegungsprogramm aus Indien vielen vor allem durch seine ausgefalleneren Körperhaltungen bekannt, aber es enthält auch viele Übungen, die in jedem Alter problemlos durchgeführt werden und rundum gut für Ihren Körper sind.

Bewegung für den Geist

»Ein gesunder Geist in einem gesunden Körper« – schon die alten Römer wussten, dass sich wirkliche Gesundheit nicht nur auf die körperliche Ebene beschränkt. Zum gesunden Altern gehört unverzichtbar, auch die geistige Leistungsfähigkeit zu erhalten – Demenzerkrankungen werden von vielen Menschen nicht ohne Grund fast noch mehr gefürchtet als das körperliche Altern. Dabei ist es zum Glück gar nicht so schwierig, auch in höheren Lebensaltern geistig fit zu bleiben. Es funktioniert ganz ähnlich wie bei der körperlichen Fitness: Je öfter Sie Ihre grauen Zellen in Aktion bringen, desto sicherer sind diese vor altersbedingten Verschleißerscheinungen geschützt. Neurologen sind sich darin einig, dass die Nervenzellen des Gehirns umso früher abgebaut werden, je weniger man sie fordert – solange sie dagegen regelmäßig kräftig arbeiten müssen, bleiben sie auch länger einsatzbereit. Daher gehört zum zweiten Element des Okinawa-Prinzips ganz unverzichtbar auch die geistige Aktivität.

Die Senioren Okinawas behalten auch ihre geistige Leistungsfähigkeit meist bis ins hohe Alter. Dabei spielen verschiedene Faktoren eine Rolle, die Sie zum Teil in den nächsten beiden Elementen des Okinawa-Prinzips noch genauer kennenlernen werden. Denn auch gesunder Schlaf, viele soziale Kontakte, bei denen jede Menge Neuigkeiten ausgetauscht werden, und die Offenheit für alles Neue halten das Gehirn in Schwung.

Der wichtigste Faktor für die Fitness des Gehirns ist jedoch seine Flexibilität – und die trainieren Sie am besten, indem Sie immer wieder etwas Neues lernen. Lebenslanges Lernen wird in der Altersforschung als wahrer Jungbrunnen für den Geist betrachtet: Es fordert die Gehirnzellen, regt die Bildung neuer Verknüpfungen zwischen ihnen an, und es ist ein effektives Mittel gegen die Langeweile und Niedergeschlagenheit, die sich oft in höheren Lebensaltern breitmachen.

Auch auf Okinawa trainieren die Menschen ihren Geist, und zwar vor allem, indem sie ihre lebendige Kultur pflegen. Beim Tanzen und Singen beschränken sie sich daher nicht nur immer wieder auf dieselben Lieder und Tänze, sondern sie erlernen regelmäßig etwas Neues. Das ist nicht weiter schwierig, denn zum Reichtum der überlieferten Lieder und Tänze kommt auch heute immer wieder etwas Neues dazu – und die Senioren lassen es sich nicht nehmen, auch dies in ihr Repertoire aufzunehmen.

Wenn Sie ebenfalls Ihre geistige Leistungsfähigkeit trainieren wollen, können Sie auch hierzulande zunächst einmal einem Chor oder einem Tanzklub beitreten oder was auch immer Ihr Herz erfreut. Ihrer Kreativität sind beim Suchen weiterer Möglichkeiten keine Grenzen gesetzt. Schließlich bringen alle Aktivitäten, bei denen Sie etwas Neues lernen, Ihre Gehirnzellen gehörig in Bewegung. Auch künstlerische Betätigungen können hier hilfreich sein – vor allem, wenn Sie nicht nur einfach drauflosmalen oder -basteln, sondern sich ganz konkret damit beschäftigen, verschiedene Techniken zu erlernen und sich ferner dem Studium der Kunstgeschichte widmen.

Besonders wirkungsvoll ist auch ein Seniorenstudium an einer Universität. Diese Möglichkeit wird leider viel zu selten wahrgenommen, was eigentlich sehr schade ist – denn bei den vielen angebotenen Studienfächern ist praktisch für jeden Geschmack etwas dabei. Und sowohl das Lernen als auch der Austausch mit Dozenten und anderen Studenten fördert die geistige Beweglichkeit. Sie müssen aber nicht gleich an die Universität gehen, um etwas Neues zu lernen: Auch die Kursprogramme der Volkshochschulen bieten jede Menge Anregungen für Ihre geistige Beweglichkeit.

Die Okinawa-Kata – ein Bewegungsprogramm für jeden Tag

Die Kampfkunst gehört zu Okinawa wie Bier zu Deutschland. Aber weder wurde das Bier in Deutschland noch die Kampfkunst in Okinawa erfunden. Als junges Mädchen habe ich das erste Mal von Okinawa gehört. Meine Mutter meinte, dass ich mich selbst verteidigen können sollte und hatte mich in einen Karate-Kurs geschickt. Ich bin leider nicht sehr lange dabei geblieben (ich glaube, ich hatte einen grünen Gürtel), aber ich kann mich erinnern, dass unser Sensei etwas über die Geschichte des Karate erzählte und dass Okinawa eine besondere Rolle dabei spielte. Heute weiß ich mehr darüber. Und ich habe erfahren, dass Karate mehr als eine Kampfsportart ist: Die kraftvollen Bewegungen sind ein Teil des Geheimnisses der Langlebigkeit der Menschen dort. Natürlich übt nicht jeder Karate. Aber in vielen Familien gibt es Übungen, die daran angelehnt sind und ein regelmäßiges Bewegungstraining bieten.

Vor etwa 1400 Jahren kamen die uralten chinesischen Kampfkünste nach Okinawa, als daoistische und buddhistische Mönche die Insel besuchten. Die Menschen auf Okinawa entwickelten die Kampfkunst allerdings weiter – und so entstand *Te* (Hand).

Im 14. Jahrhundert gab es drei Königreiche auf Okinawa: Chuzan, Hokusan und Nanzan. Alle drei unterhielten Beziehungen zur chinesischen Ming-Dynastie – und mit den Chinesen kam das Wissen über das chinesische ***Chuan Fa*** nach Okinawa. Dort verband es sich mit der bisher entwickelten Kampfkunst und wurde zu ***Okinawa-Te***.

Die drei Königreiche auf Okinawa wurden in der Folge zum Königreich Ryukyu vereint und die Kampfkünste verboten. Von da an bis ins 18. Jahrhundert wurde ***Okina-***

wa-Te nur noch im Geheimen unterrichtet, und zwar vor allem in drei Dörfern, von denen jedes seinen eigenen Stil entwickelte. Die Dörfer hießen *Naha, Shuri* und *Tomari* – und die Stile wurden *Naha-Te, Shuri-Te* und *Tomari-Te* genannt. Als die Kampfkunst wieder erlaubt war, entwickelte sich aus diesen drei Stilen das moderne *Kara-Te.*

Karate ist jedoch nicht nur eine Kampfkunst – es ist auch ein ideales Bewegungstraining, um den Körper flexibel und stark zu erhalten. Die kraftvollen Bewegungen sind ein Teil des Geheimnisses der Langlebigkeit auf Okinawa. Natürlich übt auch dort nicht jeder Hundertjährige Karate. Aber in vielen Familien gibt es Übungen, die daran angelehnt sind und praktisch täglich als Bewegungstraining durchgeführt werden.

Kraftvoll die Gesundheit stärken

Nun fragen Sie sich vielleicht, was denn Kämpfen mit Gesundheit zu tun hat. Ganz einfach: Die Bewegungen in den Kampfkünsten wurden über viele hundert Jahre hinweg optimiert, sodass der Fluss der Energie am effektivsten eingesetzt werden kann.

Bei unserer »Kata« (Übungsfolge) werden wir den Gesundheitsaspekt betonen, indem wir die Übungen allesamt ganz langsam, wie in Zeitlupe ausführen. Diese Übungsweise ist vor allem im chinesischen Tai Chi üblich – aber eben auch bei unserer Okinawa-Kata. Das langsame Üben ist vor allem für den inneren, gesundheitlichen und spirituellen Anteil der Kampfkunst wichtig. Jede Kata hat nämlich zwei Aspekte: ***Omote*** (Außen) und ***Okuden*** (Innen). Während Omote die »Technik« beschreibt, geht es bei Okuden um den unsichtbaren Teil, die geistige Haltung und den Fluss der Energie.

Karate und die daraus abgeleiteten Übungsfolgen wurden seit jeher in Alltagskleidung geübt – im Original gibt es keine besondere Kleidung oder farbige Gürtel. Wenn Sie die Bewegungen üben wollen, die ich Ihnen im Folgenden vorstellen möchte, brauchen Sie also keine besonderen Accessoires. Ein Grund mehr, noch heute anzufangen!

Aber genug der Theorie. Sehen wir uns die Übungen einmal im Einzelnen an.

Die fünf Techniken

Die fünf Übungen sind ganz einfach. Doch lassen Sie sich davon nicht täuschen! Sie wirklich genau, konzentriert und in Bewegung auszuführen, ist nicht ganz so leicht. Das Gute daran ist: Sie können sich Ihr Leben lang verbessern und Ihre Beweglichkeit, Geschmeidigkeit und Ihr Körpergefühl immer weiter trainieren.

Die Kata besteht aus fünf Teilen:

- *Uraken Uchi* – Faustrückenschlag
- *Te osae Uke* – Pressabwehr mit der Hand
- *Mae-geri* – Fußtritt nach vorn
- *Gyaku tsuki* – Fauststoß
- *Haiwan nagashi Uke* – Fegeabwehr mit dem Arm

Die Grundstellung

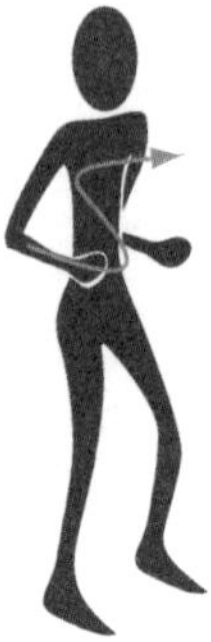

Zunächst beginnen wir alle Übungen in der »Pferdestellung«: Dabei stehen die Beine mehr als schulterbreit auseinander und die Knie sind leicht gebeugt. (Je fortgeschrittener Sie sind, desto tiefer beugen Sie die Knie.) Ihre Fäuste sind geschlossen und liegen an Ihrer Hüfte – so, dass die Handrücken nach unten zeigen.

Die folgenden Techniken sind jeweils für die rechte Seite beschrieben. Um eine Übung zur anderen Seite hin auszuführen, vertauschen Sie einfach rechts mit links.

Uraken Uchi – Faustrückenschlag

Führen Sie mit dem Einatmen Ihre rechte Faust vor die linke Schulter. Der Unterarm steht parallel zum Boden. Führen Sie nun mit dem Ausatmen die Faust in einer Halbkreisbewegung nach vorne rechts. Der rechte Oberarm bewegt sich dabei nicht – die Bewegung kommt aus dem Ellbogen. Beim folgenden Einatmen führen Sie die Faust in umgekehrter Reihenfolge wieder zurück vor Ihre linke Schulter und dann an Ihre rechte Hüfte.

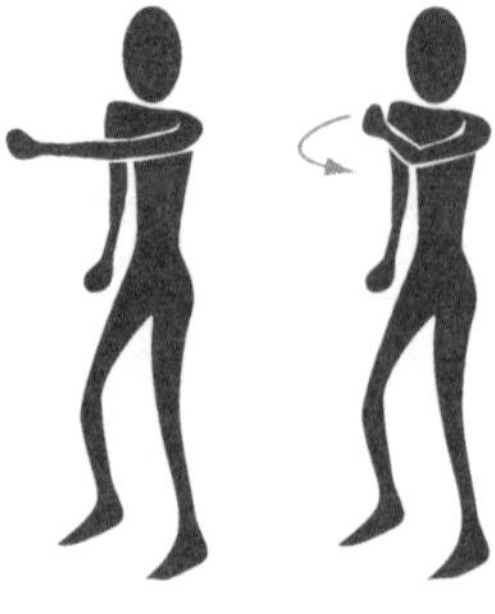

Te osae Uke – Pressabwehr mit der Hand

Mit dem Einatmen öffnen Sie Ihre Fäuste und führen die Hände nach oben und rechts. Beide Hände pressen nun mit dem Ausatmen mit den Handflächen nach vorne rechts. Die rechte Hand steht dabei etwa auf Kopfhöhe, die linke Hand auf der Höhe des rechten Ellbogens. Beim folgenden Einatmen ziehen Sie beide Hände wieder zurück zur Hüfte und schließen sie zu Fäusten. Die Handrücken zeigen nach unten.

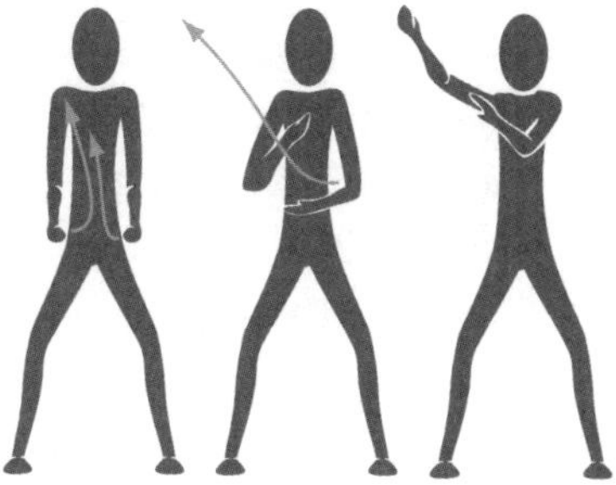

Mae-geri – Fußtritt nach vorn

Mit dem Einatmen verlagern Sie Ihr Gewicht ganz auf das linke Bein und heben das rechte Knie vor dem Körper, bis der Oberschenkel parallel zum Boden steht. Der Unterschenkel hängt herab. Beim Ausatmen strecken Sie das angehobene Bein und ziehen die Zehen zu sich – so als würden Sie mit dem Fußballen treten. Die Streckung dauert nur kurz; dann wird der Unterschenkel wieder fallen gelassen; der Fuß senkt sich aber noch nicht zu Bo-

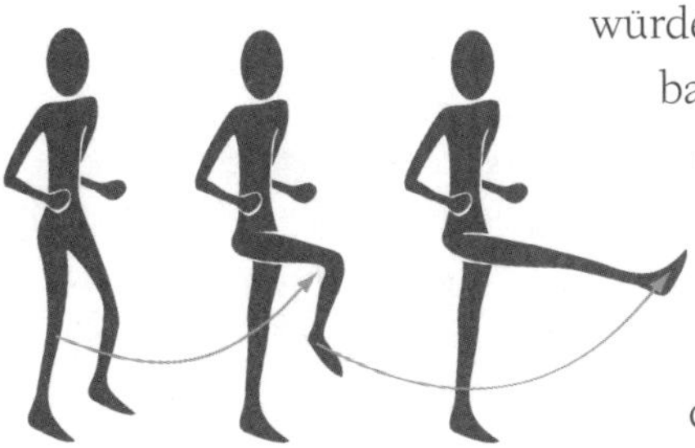

den. Erst mit dem folgenden Einatmen kehren Sie wieder in die Grundstellung zurück.

Gyaku tsuki – Fauststoß

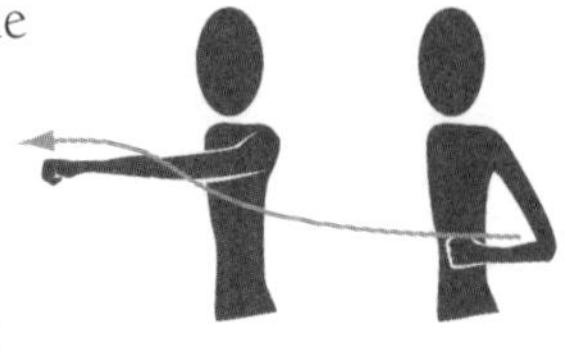

Atmen Sie ein und konzentrieren Sie sich. Mit dem Ausatmen führen Sie dann die rechte Faust von der Hüfte in gerader Line leicht schräg nach oben und innen. Dabei dreht sich die Faust, sodass in der Endstellung der Handrücken nach oben zeigt. Wichtig ist, dass Handrücken und Unterarm in einer Ebene liegen; die Hand ist also nicht angewinkelt! Stünde ein Gegner vor Ihnen, träfen Sie mit der Faust genau den Solarplexus – das Nervengeflecht der Magengrube. Ziehen Sie die Faust wieder zurück zur Hüfte. Dann folgt das nächste Einatmen. Die gesamte Bewegung findet also während des Ausatmens statt.
Wenn Sie diese Übung später im Vorwärts- oder Rückwärtsgehen üben, achten Sie darauf, dass immer die Hand den Fauststoß ausführt, die auf derselben Seite wie das hinten stehende Bein liegt.

Haiwan nagashi Uke – Fegeabwehr mit dem Arm

Beim Einatmen lösen Sie die Hände von den Hüften und öffnen sie. Beide Hände bewegen sich an Ihre rechte Seite. Die rechte Hand ist vorne; die Handfläche weist nach links. Die linke Hand steht vor der rechten Seite Ihres Gesichtes und die linke Handfläche zeigt zur rechten Hand.

Mit dem Ausatmen führen Sie die Hände in einer Kreisbewegung erst etwas nach vorn, dann zur Mitte und von dort aus nach links unten. Dabei dreht sich der Oberkörper leicht mit. In der Endstellung blicken Sie zur linken Seite, Ihre Handflächen weisen nach unten; die rechte Hand steht etwas links vor Ihrem Bauch, während der linke Arm schräg nach unten, etwa auf derselben Höhe wie Ihre Hüfte steht.

Beim nächsten Einatmen drehen Sie den Körper wieder zur Mitte und führen beide Hände als Fäuste zur Hüfte zurück.

Was in der Beschreibung etwas kompliziert klingt, ist in Wirklichkeit ganz einfach. Stellen Sie sich vor, dass von vorne ein Fauststoß auf Ihre Brustmitte zielt. Mit der Abwehr lenken Sie die ankommende Kraft zur Seite ab. Ihre linke abwehrende Hand führt dabei das Handgelenk des Gegners, die rechte seinen Ellbogen.

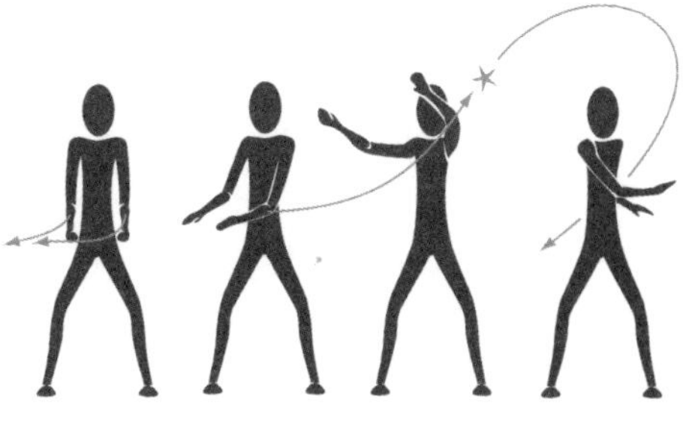

Vom Anfänger zum Könner

Übungsstufe 1: Anfänger

Wenn Sie mit der Okinawa-Kata anfangen, üben Sie genau so wie oben beschrieben. Sie bleiben während der Übung in der Grundstellung und konzentrieren sich auf die Bewegung, die Sie ganz langsam und bewusst ausführen.

Jede Übung wird dabei dreimal in jede Richtung ausgeführt, also dreimal nach links und dreimal nach rechts. Die Ausführung nach rechts und links wechseln sich immer ab. Also: Faustst0ß nach rechts, Fauststoß nach links, Fauststoß nach rechts ...

Nach jeder Übung schütteln Sie sich ein wenig aus, vor allem um die Beine zu entspannen und gehen zur nächsten Übung über – oder wiederholen die gerade ausgeführte Übung (und dann wiederum dreimal in beide Richtungen).

Üben Sie wirklich ganz langsam und bewusst! Das ist das Entscheidende.

Ich empfehle Ihnen, anfangs jede Übung mehrmals zu machen. Dann werden Sie diese einfachen Grundbewegungen ganz schnell lernen.

Übungsstufe 2: Geübte

Wenn Sie die fünf Übungen sicher beherrschen und nicht mehr überlegen müssen, können Sie ein weiteres Element hinzufügen: die Bewegung der Füße. Sie machen die Übungen also im Vorwärts- und Rückwärtsschreiten.

Wichtig dabei ist die Koordination der Übung mit dem Schritt.

Sie stehen in der Grundstellung. Für den Schritt mit dem rechten Bein verlagern Sie Ihr Gewicht auf das linke Bein und bringen den rechten Fuß in einer Halbkreisbewegung nach vorne. Dann verlagern Sie Ihr Gewicht wieder gleichmäßig auf beide Beine. Für den Schritt mit dem linken Bein gehen Sie ebenso vor, nur mit vertauschten Seiten.

Die Bewegung der Arme wird mit dem Schritt verbunden: Sie beginnt mit der Gewichtsverlagerung und kommt an ihren Endpunkt, wenn Sie wieder ganz fest und sicher stehen.

Sie beginnen in der Grundstellung, verlagern das Gewicht nach hinten, machen einen Schritt mit dem rechten Bein vorwärts und führen gleichzeitig eine der Übungen aus. Dann machen Sie einen Schritt mit dem linken Bein nach vorn und führen die Übung zur anderen Seite hin aus. Dann wieder ein Schritt mit rechts und der gleichzeitig nach rechts ausgeführten Übung.

Sie haben nun drei Schritte nach vorn gemacht. Jetzt gehen Sie in der umgekehrten Reihenfolge vor.

Sie machen mit dem rechten Bein einen Schritt zurück und führen die Übung nach links aus (denn das linke Bein steht ja nun vorn). Dann Schritt zurück mit links und Übung nach rechts. Nun noch einen Schritt mit rechts zurück in die Grundstellung und ein letztes Mal die Übungsausführung nach links.

Das hört sich schon ein wenig kompliziert an, ist aber eigentlich gar nicht so schlimm: Sie gehen drei Schritte nach vorn und drei Schritte zurück und machen dabei jeweils eine Übung nach rechts oder nach links.

Bleiben Sie dabei, die Übungen langsam und bewusst zu üben. Üben Sie auf diese Weise, bis es Ihnen völlig leichtfällt und die Bewegungen ganz natürlich kommen.

Übungsstufe 3: Fortgeschrittene

Haben Sie die Einzelübungen auch in Bewegung gemeistert, wird es Zeit, die Übungen zu einer eigentlichen *Kata* zu verbinden. Das dürfte Ihnen nun nicht mehr schwerfallen.

Sie beginnen in der Grundstellung, machen dann einen Schritt mit rechts nach vorn und führen mit dem rechten Arm den Faustrückenschlag (Uraken Uchi) aus.

Machen Sie einen großen Schritt mit dem linken Bein, sodass nun der linke Fuß nach vorn kommt. Gleichzeitig heben Sie beide Hände und wehren mit der Pressabwehr (Te Osae Uke) nach links ab.

Der nächste Schritt erfolgt wieder mit rechts. Diesmal heben Sie den Fuß, bis der rechte Oberschenkel parallel zum Boden steht. Das Knie ist also direkt vor Ihrem Körper. Sie strecken das Bein kontrolliert zum Fußtritt (Mae-geri). Lassen Sie den Unterschenkel dann wieder sinken und stellen Sie das rechte Bein vorne rechts ab.

Sie gehen nun wieder mit links nach vorne und führen mit der rechten (!) Hand den Fauststoß (Gyaku tsuki) aus.

Nun noch einen Schritt nach rechts vorne – dabei drehen Sie den Oberkörper aus der Hüfte leicht nach links und führen mit beiden Händen die Fegeabwehr (Haiwan nagashi Uke) aus.

Und nun dasselbe im Rückwärtsgang.

Schritt mit rechts zurück und Fegeabwehr. Schritt mit links zurück und Fauststoß mit links (!). Schritt mit rechts zurück, dann das Gewicht ganz auf den rechten Fuß verlagern und mit dem linken Bein einen Fußtritt machen. Nach dem Tritt wird der linke Fuß vorn abgestellt. Schritt mit links zurück und dabei die Pressabwehr mit beiden Händen nach rechts ausführen. Schritt mit rechts zurück und Faustrückenschlag mit der Linken. Zurück zur Grundstellung, indem Sie das linke Bein einen halben Schritt zurück, in mehr als schulterbreitem Abstand, neben das rechte stellen.

Und nun das Ganze noch einmal – aber mit links beginnend.

Üben Sie, bis Sie die Schritte fließend und ohne nachzudenken gehen können.

Übungsstufe 4: Kreiskata

Bisher haben Sie in gerader Linie geübt. Das hat den Nachteil, dass immer wieder ein Haltepunkt auftaucht – immer dann, wenn Sie in die Grundstellung zurückgehen. Die vollständige Form unserer Okinawa-Kata kann jedoch kontinuierlich geübt werden: Ganz einfach, indem Sie die Schritte nicht gerade nach vorn oder zurück, sondern leicht nach rechts oder links ausführen. Auf diese Art und Weise gehen Sie in einem Kreis (oder einer Acht), wenn Sie üben. Dadurch wird die Kata auch meditativer.

Sie können dann auch Variationen ausprobieren:

- Machen Sie die Drehung bei den Schritten recht groß, etwa 70 Grad pro Schritt. Dann haben Sie nach fünf Schritten einen Kreis vollendet. Bei der zweiten Vollendung des Kreises haben Sie jede Übung nach rechts und nach links ausgeführt. Dann gehen Sie den Kreis rückwärts.
- Machen Sie auch hier die Drehung pro Schritt groß. Doch wechseln Sie die Drehrichtung, wenn Sie den ersten Kreis vollendet haben. Sie brauchen dafür den doppelten Platz, denn Sie gehen nun eine Acht ab. Natürlich üben Sie dann dasselbe auch im Rückwärtsgang.
- Machen Sie die Drehung nur halb so groß – der Kreis wird dann doppelt so groß und Sie machen bereits bei einer Umschreitung des Kreises alle Übungen nach rechts und nach links.
- Natürlich können Sie auch beim großen Kreis nach einer Umrundung die Drehrichtung wechseln – dann führen Sie nicht nur jede Übung nach rechts und nach links aus, sondern auch jeweils mit einer Drehung nach rechts und links. Für die Gesamtübung beschreiben Sie dann mit Ihren Schritten eine große Acht.

Diese Übung oder »Form« können Sie Ihr Leben lang praktizieren. Sie werden immer wieder etwas Neues entdecken, einen Teil einer Bewegung noch flüssiger machen, die Bewegung konzentrierter und kraftvoller ausführen. Und mit jedem Mal werden Sie spüren, dass Sie etwas für Ihre Gesundheit, Ihr Körpergefühl und Ihre Lebensqualität getan haben. Und das nicht in Stunden, schwitzend in einem überfüllten Fitnessclub, sondern ganz entspannt und doch kraftvoll, jederzeit und wo Sie wollen ...

Element III: Nutzen Sie die regenerierende Kraft des Schlafes

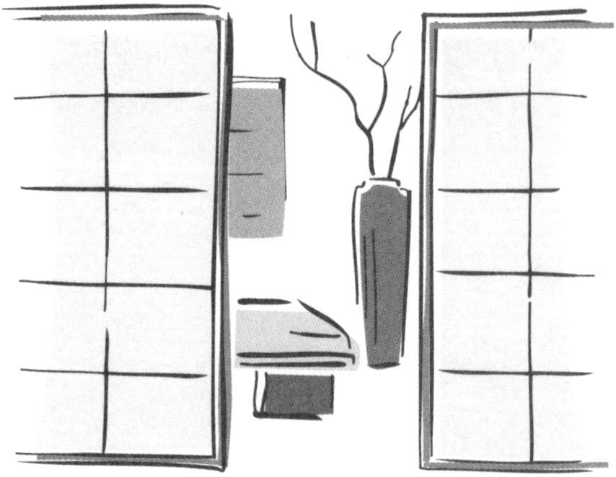

Das dritte Element des Okinawa-Prinzips ist der Schlaf. Das Schlafen wird in der westlichen Welt bei weitem nicht so hochgeschätzt, wie es eigentlich angebracht wäre. Zwar sind wir uns alle irgendwie der Bedeutung des gesunden Schlafes bewusst – vor allem, sobald wir einmal unter Schlafstörungen leiden –, aber dennoch betrachten die meisten Menschen hier den Schlaf vor allem als unproduktiv verbrachte Zeit, die sie im Wachzustand viel besser nutzen könnten. Und Menschen, die mit besonders wenig Schlaf auskommen, wie Napoleon oder Thomas Alva Edison, ernten Bewunderung und Neid für ihre scheinbar unermüdliche Leistungsfähigkeit.

Der Schlaf ist jedoch weit mehr als eine Ruhepause, die uns von den dunklen Stunden der Nacht aufgezwungen wird: Schlafen ist mindestens ebenso wichtig für die Gesundheit wie eine ausgewogene Ernährung und das richtige Maß an Bewegung – und ausreichender Schlaf trägt viel dazu bei, dass der Körper bis in ein hohes Alter hinein fit und leistungsfähig bleibt.

Schlaf als Energie-Tank für Seele, Körper und Geist

Die gesundheitliche Bedeutung des Schlafs ist in den letzten Jahren durch verschiedene Forschungsarbeiten immer besser erkannt worden. Sie zeigen uns, dass der Schlaf in Wirklichkeit sogar eine durchaus aktive Phase ist: Erst im Schlaf läuft ungestört durch körperliche Aktivitäten eine Vielzahl von lebenswichtigen Prozessen ab. Daher kann ein zu lang andauernder Schlafentzug sogar zum Tod führen. In jedem Fall beeinträchtigt regelmäßiger Schlafmangel das Wohlbefinden von Körper, Seele und Geist: Verschiedenen Studien zufolge kann er unter anderem zu Bluthochdruck, Herzbeschwerden, Diabetes und Gedächtnisproblemen führen.

Die Menschen auf Okinawa müssen solche gesundheitlichen Probleme durch zu wenig Schlaf nicht befürchten: Sie stehen zwar in den meisten Fällen ausnehmend früh auf, aber dafür gehen sie auch früh genug schlafen. Und durch die viele Bewegung an der frischen Luft, die sie jeden Tag genießen, sind sie müde genug, um ohne Schlafstörungen die ganze Nacht erholsam im Reich der Träume zu weilen. Darüber hinaus wird der Schlaf bei ihnen auch viel höher geschätzt als in der westlichen Welt, denn es ist ihnen bewusst, dass er als Ausgleich zu ihrem arbeitsamen Leben eine wichtige Rolle für ihre Gesundheit spielt.

Was im Schlaf passiert

Weshalb wir überhaupt schlafen, kann die Wissenschaft immer noch nicht endgültig erklären: Manche Theorien gehen davon aus, dass im Schlaf Energiedefizite aufgefüllt werden, andere betonen, dass der Schlaf vor allem für das Lernen und das Gedächtnis gebraucht werde. Deutlich besser erforscht ist dagegen, was während des Schlafes im Körper und im Gehirn passiert:

- Im Schlaf werden im Körper Wachstumshormone ausgeschüttet, die die Heilung von Verletzungen fördern. Gleichzeitig werden Schäden auf zellulärer Ebene repariert, und die Zellerneuerung in Muskeln, Knochen, Haut und Haaren läuft auf Hochtouren. Beides wirkt der Alterung entgegen und hält den Körper länger jung.

- Das Immunsystem ist während des Schlafs deutlich aktiver, sodass Krankheitserreger besser bekämpft werden können. Auch schädliche Stoffwechselprodukte werden in dieser Zeit vermehrt abgebaut, sodass sie den Organismus nicht länger belasten.
- Während des Schlafs wird verstärkt Muskelmasse aufgebaut – und dabei greift der Körper vor allem auf seine Fettreserven zurück. In Studien wurde sogar ein Zusammenhang zwischen Schlafmangel und Übergewicht festgestellt: Wenn wir schlafen, wird das Hormon Leptin ausgeschüttet, das den Hunger dämpft und das Sättigungsgefühl hervorruft – ganz ohne Gang zum Kühlschrank. Im Wachzustand herrscht dagegen das Hungerhormon Ghrelin vor, das bei Schlafmangel dann schnell die Oberhand gewinnt.
- Im Schlaf werden im Gehirn die Ereignisse des Tages sortiert, und neu Gelerntes verfestigt sich. Studien haben gezeigt, dass Studenten, die vor Prüfungen gut schliefen, deutlich besser in Prüfungen waren als Kommilitonen mit Schlafmangel. Mit zunehmendem Alter ist auch diese Funktion des Schlafs wichtig, damit das Gedächtnis so lange wie möglich in Form bleibt.

Wie viel Schlaf brauchen wir?

Darüber, wie viel Schlaf pro Nacht gesund und nötig ist, gibt es viele Meinungen. Die meisten Menschen gehen jedoch davon aus, dass acht Stunden Schlaf pro Nacht am besten wären, auch wenn sie selbst vielleicht nur selten so viel bekommen. Tatsache ist, dass die durchschnittliche Schlafdauer rund sieben Stunden beträgt.

Das sagt jedoch noch nichts darüber aus, wie lange jeder Einzelne schläft oder schlafen sollte – denn die individuelle Schlafdauer kann auch nur sechs oder aber bis zu zehn Stunden betragen. Das Schlafbedürfnis ändert sich sogar im Laufe des Lebens, und es kann sich an besondere Situationen, wie zum Beispiel eine Schwangerschaft, anpassen. Mit zunehmendem Lebensalter reduziert sich die Schlafdauer oft noch. Ältere Menschen schlafen kürzer und auch leichter als jüngere. Dies kann, muss aber nicht mit Schlafstörungen zusammenhängen.

Wichtig für die Frage nach dem Wieviel sind also weniger Durchschnittszahlen und Statistiken, sondern vielmehr unser Wohlbefinden und unser individuelles Schlafbedürfnis. Wer auch nach sechs Stunden Schlaf tagsüber wach und aktiv ist, braucht offenbar einfach nicht mehr Schlaf. Und wer nach acht Stunden Schlaf immer noch mit der Schläfrigkeit kämpft, sollte sich vielleicht etwas mehr davon gönnen.

Manche Menschen leiden jedoch auch darunter, dass sie länger schlafen, als gut für sie ist. Mit dem Schlaf ist es nämlich wie mit dem Essen: Nur das richtige Maß tut wirklich gut, zu viel davon kann hingegen auch belasten. Zumindest, wenn man nach dem Aufwachen noch die eine oder andere Runde Schlaf anhängt – das macht auf Dauer nämlich träge und inaktiv, es führt zu Bewegungsmangel und nicht zuletzt sogar zu Schlafstörungen, weil der natürliche Schlafrhythmus des Körpers gestört wird. Besser ist auf jeden Fall, nach dem Aufwachen gleich aufzustehen.

Wichtiger als das Wieviel ist aber ohnehin in jeder Hinsicht die Qualität des Schlafes – denn wenn wir nicht gut schlafen, ist der Schlaf auch nicht erholsam. Besonders wichtig für die Qualität des Schlafs ist ein gesunder Schlafrhythmus. Dabei zählen sowohl die Tiefschlaf-Phasen, in denen die körperliche Entspannung am größten ist und die Reparatur- und Wachstumsprozesse am stärksten stattfinden, als auch die Traum-Phasen, in denen unser Gehirn neue Erfahrungen verarbeitet und das Gedächtnis organisiert.

Vom richtigen Rhythmus

Extremsportler wie Einhandsegler, die im Alleingang Tage und Nächte lang ihr Boot auf Kurs halten müssen, können ihren Körper so trainieren, dass er anstelle des Nachtschlafs mit regelmäßigen 20-minütigen Schlafphasen auskommt. Dies ist jedoch nicht nur sehr anstrengend, sondern auch nicht gerade gesundheitsfördernd, denn der Mensch ist von Natur aus auf einen Schlafrhythmus eingestellt, der sich am Wechsel von Tag und Nacht orientiert.

Vor allem Untersuchungen an Schichtarbeitern zeigen immer wieder, dass durchwachte Nächte Körper und Geist stark belasten. Denn selbst wenn der fehlende

Nachtschlaf tagsüber weitgehend nachgeholt wird, macht sich der veränderte Schlafrhythmus schon nach wenigen Nächten in jeder Hinsicht bemerkbar – die Betroffenen fühlen sich müde, abgespannt und leicht reizbar, und auch ihr Risiko für Herz-Kreislauf-Erkrankungen erhöht sich. Ein Mangel an gesundem Nachtschlaf wirkt sich ganz ähnlich aus wie Stress, mit denselben unangenehmen Folgen.

Wichtiger als die Anzahl der Stunden, die wir mit Schlafen verbringen, ist daher, dass dies in einem natürlichen Rhythmus erfolgt. Dieser ist jedoch in der heutigen Zeit gar nicht so einfach einzuhalten. Nie zuvor in der Menschheitsgeschichte war es so leicht, die Nacht zum Tag zu machen und ihr zusätzliche Stunden für Arbeit oder Vergnügen abzuringen. Spätestens am nächsten Morgen wird den meisten zwar bewusst, dass diese Möglichkeit auch ihren Preis hat, wenn sie sich nach viel zu wenig Schlaf aus den Federn quälen müssen. Dennoch ist es meistens viel zu einfach und verlockend, abends noch etwas länger sitzenzubleiben – besonders, wenn der Fernseher mit seinen unzähligen Programmen läuft.

Allerdings wird die Produktion des Hormons Melatonin, das unter anderem den Schlaf fördert, durch Dunkelheit angeregt und ist in der Nacht am größten. Wer regelmäßig die Nacht zum Tag macht, lebt gegen diesen natürlichen Rhythmus – und das kann auf Dauer krank machen und Schlafstörungen sogar erst auslösen. Beim gesunden Menschen ist der Schlaf nämlich dann am erholsamsten, wenn er mit dem Höhepunkt der Melatoninproduktion zusammenfällt, und der findet von Natur aus in den Stunden nach Mitternacht statt. Und da sollten Sie am besten schon lange genug schlafen, um im Tiefschlaf, der erholsamsten Schlafphase, angekommen zu sein.

10 Tipps für einen erholsamen Schlaf

Ganz gleich ob auf Okinawa oder hierzulande: Wer einige einfache Regeln beherzigt, schläft nachts einfach besser – und fördert damit mühelos seine Gesundheit. Auch wenn Sie nicht unter Schlafstörungen leiden, können die folgenden Tipps Ihre nächtliche Erholungsphase noch deutlich verbessern:

1. Sorgen Sie tagsüber für genügend Bewegung, am besten an der frischen Luft. So sind Sie abends schön müde, schlafen schneller ein und besser durch. Reichlich Tageslicht hilft außerdem dabei, die innere Uhr in Gang zu halten, sodass Sie tagsüber munterer sind und nachts tiefer schlafen.

2. Kurz vor dem Schlafengehen sollten Sie auf körperliche Anstrengungen allerdings verzichten: Wenn der Kreislauf erst einmal in Schwung ist, dauert es eine Weile, bis Sie wieder schlafen können.

3. Schlafen Sie zu regelmäßigen Zeiten. Wenn Sie stets in etwa zu denselben Zeiten schlafen gehen und aufstehen, dann stärkt auch das Ihre innere Uhr – und sowohl das Einschlafen als auch das Aufwachen fallen leichter.

4. Sorgen Sie für Dunkelheit. Auch das Streulicht von Straßenlaternen kann die Melatoninproduktion hemmen und dafür sorgen, dass Sie weniger tief schlafen. Deshalb hilft es auch morgens beim Aufwachen, wenn das Tageslicht schon ins Zimmer scheint. Falls Sie Ihre Fenster wegen äußerer Lichtquellen verdunkeln müssen, kann eine Zeitschaltuhr an der Nachttischlampe oder ein Lichtwecker das Aufwachen erleichtern.

5. Schützen Sie sich vor Lärm. Auch wenn wir schlafen, registrieren unsere Ohren jedes Geräusch. Zwar können wir monotone, bekannte Geräusche (wie den Straßenlärm) einigermaßen ausblenden, aber am erholsamsten ist doch absolute Ruhe.

6. Lüften Sie vor dem Zubettgehen gründlich, damit Sie auch im Schlaf genügend Sauerstoff bekommen.

7. Verzichten Sie schon rund sechs Stunden vor dem Schlafengehen auf koffeinhaltige Getränke, auch wenn Sie nicht das Gefühl haben, dass sie Sie wacher machen – Ihr Körper sieht das anders.

8. Essen Sie abends nicht zu spät und vorzugsweise etwas Leichtes. Auch Alkohol oder Zigaretten sorgen für einen schlechteren Schlaf – ein Gläschen Wein kann zwar beim Einschlafen helfen, aber der Alkohol sorgt bei den meisten Menschen dafür, dass sie nachts leichter ungewollt aufwachen.

9. Verbannen Sie den Fernseher aus dem Schlafzimmer und ebenso alles, was Sie an Arbeit, Hausarbeiten oder emotional Belastendes erinnert. Schaffen Sie eine ru-

hige, angenehme Atmosphäre rund um Ihr Bett, in der Sie sich gut entspannen können.

10. Falls Sie nicht einschlafen können, sollten Sie sich nicht mit regelmäßigen Blicken auf die Uhr quälen, sondern lieber noch mal aufstehen, kurz das Fenster öffnen, etwas Wasser trinken und sich mit etwas Beruhigendem beschäftigen, beispielsweise eine Entspannungsübung machen. Aufregende Krimis oder die Tageszeitung lesen macht eher wach, und auch das Fernsehen kann Sie noch länger vom Schlafen abhalten! Sobald Sie sich wieder schläfrig fühlen, legen Sie sich sofort wieder ins Bett.

Siesta auf Japanisch

Viele der Ältesten auf Okinawa folgen schon seit Jahren einem festen Tagesablauf: Meist verbringen sie den Vormittag mit der Gartenarbeit oder anderen Tätigkeiten und die Nachmittage mit Gateball-Spielen, gegenseitigen Besuchen und ähnlich angenehmem Zeitvertreib. Dazwischen legen sie jedoch traditionell eine unverzichtbare Pause ein: ihre Mittagsruhe. So wie die Menschen rund ums Mittelmeer, wissen die Okinawer seit jeher um den Wert einer kleinen Siesta – sie hat ihnen in ihrem arbeitsreichen Dasein schon immer dabei geholfen, gesund und leistungsfähig durch den Tag zu kommen.

Auch die Wissenschaft kennt schon lange den Nutzen eines kurzen Mittagsschlafs. Der Körper schaltet zu dieser

Zeit auf Ruhepause um – zwar nicht so ausgeprägt wie nachts, aber dennoch messbar: die Müdigkeit steigt, die Körpertemperatur sinkt leicht ab, der Kreislauf sackt etwas ab und nicht zuletzt lässt auch die Leistungsfähigkeit nach. Mittags und in den frühen Nachmittagsstunden arbeiten wir deshalb weniger effektiv, und es kommt leichter zu Fehlern, Missgeschicken und kleinen Unfällen. Eine kleine Siesta mit einer gesunden Portion Schlaf schenkt dagegen viel Erholung, und sie macht fit für die zweite Tageshälfte. Aus Studien ist bekannt, dass sogar das Risiko für einen frühen Herztod deutlich sinkt, wenn man mindestens drei Mal pro Woche einen Mittagsschlaf einlegt.

Die Kunst des Mittagsschlafs

Damit der Mittagsschlaf wirklich erholsam ist, müssen Sie nur ein paar einfache Regeln beachten:

- Schlafen Sie nicht länger als 30 Minuten: Am erholsamsten sind die ersten 20 Minuten der Siesta. Wenn Sie länger als 30 Minuten schlafen, fährt der Kreislauf zu sehr herunter, und Sie kommen danach nur mit Mühe wieder in Schwung. Wer länger schläft, fällt außerdem bald in Tiefschlaf – dann wird das Aufwachen umso schwieriger.
- Beenden Sie Ihre Siesta vor 15 Uhr: Wer zu spät am Nachmittag Siesta hält, findet abends auch erst später in den Schlaf. Falls Sie nicht gerade zu den Langschläfern gehören, deren Schlafphasen sowieso nach hinten

verschoben sind, kann dies Ihren Schlafrhythmus ganz empfindlich stören und dazu führen, dass Sie nachts insgesamt schlechter schlafen.
- Finden Sie Ihren Rhythmus: Auch die Siesta ist umso erholsamer, je regelmäßiger sie stattfindet. Wenn Sie stets zur selben Zeit Mittagsschlaf halten, fällt das Einschlafen noch leichter, und Körper und Geist können die Erholungspause besser nutzen.

Natürlich ist es nicht immer möglich, eine Siesta zu halten, wenn Sie noch im Berufsleben stehen und mittags nur eine Stunde Pause haben, in der Sie schließlich auch noch etwas essen wollen. Doch selbst dann können Sie wenigstens versuchen, sich nach dem Essen eine zehnminütige Ruhepause zu gönnen, in der Sie es sich bequem machen, die Beine hochlegen, für niemanden zu sprechen sind und einfach nur entspannen – um am Wochenende dann eine richtige Siesta zu genießen.

Gerade in kleineren Unternehmen oder bei Gleitzeitregelungen lässt sich manchmal auch in Absprache mit dem Chef eine Möglichkeit finden, um die Mittagspause lange genug für ein 20-minütiges Nickerchen auszudehnen. In den USA und Japan beispielsweise werden Arbeitnehmern heute immer öfter »Relax Center« angeboten. Da ein kurzer Mittagsschlaf nicht nur die Leistung verbessert, sondern auch vor Burnout und Herzinfarkt schützt, liegt es auch im Interesse der Unternehmen, wenn ihre Mitarbeiter ihre Aufgaben langfristig besser erfüllen können.

Element IV: Bleiben Sie in guter Verbindung

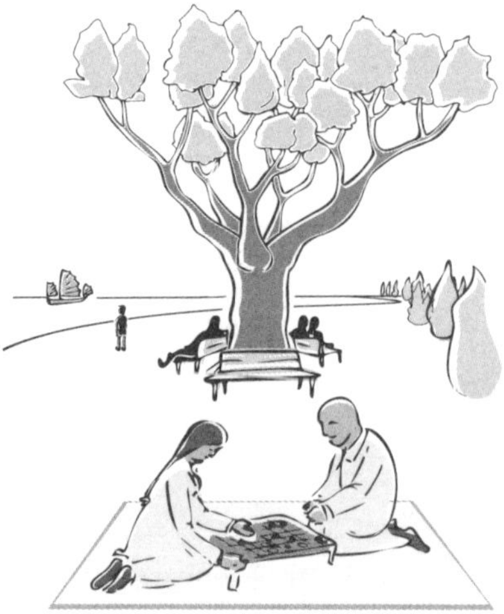

Dass Körper, Seele und Geist in enger Verbindung zueinander stehen, ist Ihnen sicher längst bekannt. Dass diese Verbindung sich auch auf den Alterungsprozess auswirkt, vielleicht schon weniger. Sorgen, Stress und Einsamkeit können krank machen, wie aus der Psychosomatik gut belegt ist – und das verkürzt auf Dauer auch die Lebensspanne. Wer gelassen, heiter und mit stärkenden sozialen

Kontakten durchs Leben geht, erfreut sich dagegen weitaus häufiger einer ausgesprochen guten Gesundheit – und das über einen deutlich längeren Zeitraum hinweg.

Wer gesund ein hohes Alter erreichen will, sollte diese Zusammenhänge auf gar keinen Fall vernachlässigen. Denn schließlich macht das Leben unabhängig vom Alter nur dann richtig Spaß, wenn wir uns rundum gut genug fühlen, um es genießen zu können, also sowohl auf körperlicher als auch auf psychischer Ebene.

Gelassen und unbeschwert – einfach *teigei*!

Im Gegensatz zu den übrigen Bewohnern Japans strahlen die Bewohner Okinawas vor allem eines aus: gelassene Offenheit. Okinawa ist nicht nur wegen seiner schönen Strände eines der beliebtesten Ferienziele Japans, sondern auch wegen der entspannten Haltung seiner Menschen, die irgendwie immer ein bisschen im Urlaub zu sein scheinen. Auf Okinawa wird diese Haltung als *teigei* (sprich: täy-gäy) bezeichnet – ein Wort aus der Sprache Okinawas, das sich am besten mit »gelassen und unbeschwert« übersetzen lässt und von vielen Okinawern dazu verwendet wird, sich selbst und ihre Kultur zu charakterisieren.

Ehrgeiz oder Perfektionismus sind Eigenschaften, die unter den Ältesten Okinawas kaum zu finden sind und die sie auch in keiner Weise vermissen. Natürlich erledigt jeder von ihnen seine täglichen Aufgaben – und zwar genau so, wie er es für richtig hält. Und beim Gateball-Spiel geht es durchaus auch ums Gewinnen. Aber niemand zerbricht sich den Kopf darüber, wenn einmal etwas nicht so funktioniert wie geplant – beim nächsten Mal wird es schon wieder besser werden.

Auch Schwierigkeiten und Probleme bringen richtige Okinawer nicht so leicht aus der Fassung: »Es wird schon etwas Gutes dabei herauskommen«, ist meist ihre lockere Antwort darauf. Außenstehenden könnte diese Einstellung in manchen Situationen etwas leichtlebig, wenn nicht gar verantwortungslos erscheinen – aber sie ist die beste Antwort auf unangenehme Dinge, die sich sowieso nicht ändern lassen. Was sich dagegen ändern lässt, wird ohne langes Jammern angepackt, und zwar im Zweifelsfall mit der Hilfe von Familie, Freunden oder Nachbarn.

Mit ihrer gelassenen Haltung vermeiden die Senioren Okinawas – ohne bewusst darüber nachzudenken – einige der schädlichsten Einflüsse für die Gesundheit: Stress, Sorgen, Aggressivität und Konkurrenzdenken. Ein bisschen sportlicher Wettkampf verstärkt bei ihnen nur noch die Freundschaft, und jeder gönnt dem anderen seine Erfolge und Errungenschaften von ganzem Herzen. Und Probleme werden entweder gemeinsam gelöst oder auf die leichte Schulter genommen. Auf diese Weise fällt ein langes Leben spielend leicht, und wer die Hundertjährigen Okinawas eine Weile in ihrer Gelassenheit beobachtet, wird ganz automatisch davon angesteckt.

Diese *teigei*-Einstellung wird durch eine weitere Besonderheit der Okinawa-Inseln noch bestärkt: die *uchina*-Zeit. Uchina (sprich: utschi-na) ist die alte Bezeichnung der Okinawer für ihre Sprache und Kultur. Und *uchina*-Zeit bedeutet nichts anderes, als dass auf Okinawa die Uhren ein wenig anders gehen – und zwar langsamer!

Zwar leiden die jüngeren Bewohner Okinawas durchaus auch schon unter der Hektik und dem Stress des modernen Lebens, aber zumindest die Älteren haben ihr gesamtes Leben im Genuss eines Lebensrhythmus verbracht, der es mit den Stunden nicht so genau nimmt. Okinawa ist in Japan bekannt dafür, dass Termine dort weitaus weniger pünktlich eingehalten werden als im Rest des Landes. Wichtiger als jeder Zeitplan ist den meisten Okinawern, dass alle Beteiligten entspannt ankommen und sich wohl fühlen, und schließlich kann niemand etwas für unvorhergesehene Verzögerungen. Für geschäftliche Beziehungen mag dies ein Problem sein – aber für die Gesundheit und Langlebigkeit der Senioren Okinawas ist es auf jeden Fall ein Glücksfall!

Anleitung zum gelassenen Leben

Eine gelassene, lebensbejahende Einstellung ergibt sich nicht von selbst, sonst würden nicht so viele Menschen niedergeschlagen und angespannt ihr Leben absolvieren. In westlichen Ländern nimmt die Zahl derer, die unter Depressionen, Stress und stressbedingten Erkrankungen leiden, sogar schon seit Jahrzehnten immer stärker zu. Woran das liegt, ist weitgehend bekannt: zunehmender Leistungsdruck in Schule, Ausbildung und Arbeit, die ausschließliche Konzentration auf materielle Ziele und berufliche Karriere, ein Mangel an stabilen und stützenden sozialen Bindungen und die verbreitete Neigung, alles in düsteren Farben zu sehen, sind dafür nur die wichtigsten Gründe.

Oft stecken wir so in diesem Hamsterrad aus Stress, Verpflichtungen und Druck von allen Seiten, dass wir gar nicht mehr auf die Idee kommen, dass es auch anders gehen könnte – und je länger wir auf diese Weise leben, desto schwieriger ist es, endlich auf die Bremse zu treten. So erklärt es sich auch, dass gerade Senioren im Rentenalter, die eigentlich den wohlverdienten Ruhestand genießen könnten, ihr Leben plötzlich als aussichtslos und leer empfinden. Nachdem die Arbeit lange Jahrzehnte das Wichtigste in ihrem Leben war, fällt es ihnen besonders schwer, sich auf die geänderten Verhältnisse einzustellen und ihrem Leben noch mal eine neue Richtung zu geben.

Auf Okinawa sieht diese Situation ganz anders aus: Die Senioren dort sind nicht nur gesund, sondern im Allgemeinen auch sehr glücklich. Dass das Alter dort an sich mehr Ansehen und Respekt genießt, ist nur zum Teil für diesen Unterschied verantwortlich.

Die wesentlichen Gründe dafür liegen dagegen im Inneren der Menschen: in ihrer Einstellung der Arbeit, der Zukunft und dem Leben als Ganzem gegenüber. Und diese gesunde Einstellung können auch Sie sich leichter zu eigen machen, als Sie vielleicht vermuten würden. Mehr Gelassenheit und Leichtigkeit im Leben zu entwickeln, ist der erste Schritt dorthin – er gelingt am einfachsten, indem Sie sich immer wieder daran erinnern, dass alles seine guten Seiten hat und wie viel Gutes Sie heute schon erlebt haben. Konzentrieren Sie sich auf die schönen Seiten Ihres Lebens! Der zweite Schritt ist, dass Sie sich auch ein wenig der Okinawa-Zeit zu eigen machen – denn oft ist gerade ein zu festgelegter Zeitplan der erste Auslöser für Stress und Hektik.

Den Einstieg in einen gelasseneren Lebensstil können Sie sich auf verschiedene Weise erleichtern. Günstig dafür ist alles, was die Entspannung und die Konzentration auf die eigene Mitte fördert: zum Beispiel Meditationen, Entspannungsübungen, Autogenes Training, Atemübungen, die geschilderte Okinawa-Kata oder auch Tai Chi, Qi Gong und Yoga. Diese Methoden sind sehr hilfreich, aber sie verführen manchmal dazu, gerade beim Üben wieder die Leichtigkeit und Unbeschwertheit aus den Augen zu verlieren, die sie Ihnen eigentlich schenken sollen.

Üben Sie also niemals zu angestrengt, sondern lieber etwas lässig, bemühen Sie sich weniger um Perfektion als vielmehr um die Freude am Üben selbst. Die Hundertjährigen Okinawas würden Ihnen jedoch einfachere Methoden ans Herz legen:

- Genieße den Augenblick und sieh die Schönheit in den kleinen Dingen wie dem Farbenspiel einer bunten Blü-

te, einem interessanten Wolkenmuster oder dem Duft einer Tasse Tee.
- Lebe im Hier und Heute anstatt im Gestern oder im Morgen.
- Lebe lieber einfach, als dir das Leben mit zu vielen Dingen schwer zu machen.
- Vergiss Sorgen einfach, und kümmere dich nur um eine Aufgabe zu einer Zeit.
- Habe deinen eigenen Kopf und nimm die Dinge selber in die Hand.
- Sieh einer Pflanze beim Wachsen zu.
- Bleibe in Bewegung, anstatt dich mit Grübeleien aufzuhalten.
- Interessiere dich für andere Menschen, verbring Zeit mit ihnen und tut gemeinsam etwas Schönes!

Vom Sinn des Seins

Wer die Ältesten Okinawas fragt, was sie an ihrer Langlebigkeit am meisten schätzen, erhält immer wieder eine erstaunliche Antwort: Anstatt zunächst an sich selbst zu denken, sehen viele Hundertjährige es als ihre Aufgabe, nach wie vor für ihre Familie, ihre Freunde und für die Dorfgemeinschaft da zu sein, ihre Lebenserfahrung mit ihnen zu teilen und ihnen durch ihr langes Leben eine besondere Ehre zu bereiten. Sie sehen einen Sinn in ihrer Langlebigkeit, der über persönliche, egoistische Motive hinausreicht – und genau dies hilft ihnen wiederum dabei, für so lange Zeit so erstaunlich gesund zu bleiben!

Wer Sinn und Ziel in seinem Leben sieht, lebt automatisch länger und gesünder – das hat auch die Wissenschaft inzwischen gezeigt. Die Konzentration auf ein Ziel verleiht zusätzliche Energie, die es leichter macht, mit Schwierigkeiten umzugehen – und zwar nicht nur in psychischer Hinsicht, sondern auch auf körperlicher Ebene. Sinn und Ziel im Leben zu haben stärkt die geistige Fitness ebenso wie das Immunsystem.

Das Bewusstsein eines höheren Sinns im eigenen Leben schützt insbesondere vor dem Gefühl der Perspektivlosigkeit, das viele ältere Menschen in Niedergeschlagenheit und Antriebslosigkeit versinken lässt und oft sogar bis zur Depression führt. Depressionen wiederum beeinträchtigen nicht nur den Lebenswillen, sondern auch ganz konkret die körperliche Gesundheit: Sie führen zu Schlafstörungen, Appetitlosigkeit und einem allgemeinen Desinteresse am Leben, und die Betroffenen haben oft kaum noch die Energie, alltägliche Aufgaben zu erfüllen.

Sinn und Ziel finden

Sicher gibt es auch in Ihrem Leben etwas, das es mit besonderem Sinn erfüllt – es ist Ihnen möglicherweise aber noch nicht richtig bewusst geworden. Vielleicht sind Sie auch in einem Alter, in dem Sie sich neu orientieren wollen oder müssen und noch nicht sicher sind, was die nächsten Jahre und Jahrzehnte Ihres Lebens mit Sinn erfüllen wird. Der Sinn des Seins kann viele verschiedene Gesichter haben: Die einen finden ihn in der Spiritualität und der Verbundenheit mit einem größeren Ganzen, sei es in der Religion oder auch in ihrer ganz persönlichen Weltanschauung. Für die anderen liegt er eher im Konkreten, in einer Lebensaufgabe, die ihr Engagement und ihren Einsatz erfordert.

Die folgenden Beispiele geben Ihnen einige Anregungen, wie Sie auch Ihr Leben dauerhaft mit Sinn erfüllen können. Lesen Sie sie aufmerksam und achten Sie darauf, welche Aussagen Sie am stärksten ansprechen.

Mir ist es wichtig,

- mich um meine Kinder und Enkelkinder zu kümmern
- mich politisch oder sozial zu engagieren
- mich in meinen Hobbys zu verwirklichen
- ein Ehrenamt zu übernehmen
- mein Haus, meinen Garten oder mein Haustier zu pflegen
- meine Memoiren zu schreiben oder mein Lebenswerk zu vollenden
- meine Familiengeschichte für die Nachwelt festzuhalten
- meine Erfahrungen oder mein Wissen an andere weiterzugeben

Vielleicht fallen Ihnen aber nun auch noch andere Möglichkeiten ein, wo für Sie persönlich Sinn und Ziel in Ihrem Leben liegen könnten.

»Yuimaru« – das Gefühl der Verbundenheit in der Gemeinschaft

Kaum ein Mensch kann auf Dauer alleine glücklich sein – wir sind als soziale Wesen geboren und brauchen die Verbindung mit unserer Umgebung, um uns wirklich wohl zu fühlen. Von den Alten Okinawas wird diese Verbundenheit seit jeher auf verschiedene Weise bewusst gepflegt. Sowohl die Familienbande als auch die Gemeinschaft mit den Nachbarn sind hier besonders stark. Zudem treffen sich die Menschen gerne in Vereinen, um gemeinsam ihre Kultur und ihre Hobbys zu pflegen.

Der Zusammenhalt der Familie hat auf Okinawa eine besondere Bedeutung. Obwohl die meisten Senioren großen Wert darauf legen, selbstständig in ihrem eigenen Heim zu leben, und die jüngeren Generationen oft auf der Suche nach Arbeit aus den Dörfern in Okinawas Städte oder auf die Hauptinseln Japans ziehen, steht die Familiengemeinschaft immer im Mittelpunkt ihres Lebens – und die Familienältesten sind deren natürliches Zentrum. Zum Teil liegt dies sicher daran, dass auch die Ahnen im Glauben der Menschen von Okinawa sehr präsent sind, zum anderen sind sie sich jedoch auch stets der Tatsache bewusst, dass sie gemeinsam einfach stärker sind. Und dieses Gefühl der Zusammengehörigkeit pflegen sie bei jeder Gelegenheit – und sei es auch nur, indem sie so oft wie möglich gemeinsam essen.

Gemeinschaft macht stark

Neben der Familie pflegen die Bewohner Okinawas auch enge Beziehungen zu ihren Freunden und Nachbarn. Gemeinsame Aktivitäten sind hier Teil des Alltags – denn gemeinsam macht schließlich alles noch mehr Freude. Dies gilt jedoch nicht nur für Freizeitaktivitäten wie Gateball – auch die Arbeit wird auf Okinawa traditionell gerne geteilt, vor allem, wenn es um größere Aufgaben wie etwa die Ernte geht. Für die Okinawer ist es ganz selbstverständlich, sich gegenseitig zu helfen. Gemeinsam fällt das Leben einfach leichter. Und diese gegenseitige Hilfsbereitschaft stärkt nicht nur die Gemeinschaft, sondern auch jeden Einzelnen.

Besonders interessant sind im Hinblick darauf die *moai*. Dabei handelt es sich um kleine Gruppen aus Nachbarn, ehemaligen Schulfreunden oder Kollegen, die sich gegenseitig unterstützen. Die Mitglieder treffen sich regelmäßig und stehen sich mit Rat und Tat zur Seite – sogar in finanzieller Hinsicht, indem jedes Mitglied einen kleinen Betrag spendet und der Ertrag dieser Sammlung reihum dem zugutekommt, der ihn am dringendsten braucht. Andere *moai* sammeln die Beiträge für gemeinsame Unternehmungen wie Reisen oder Ausflüge. Das Besondere daran ist, dass sich diese Gruppen normalerweise regelmäßig treffen – und das oft über Jahrzehnte hinweg.

Eine solche Gemeinschaft basiert auf Vertrauen und Verlässlichkeit, und sie gibt einen starken Halt. Die Idee erscheint hierzulande vielleicht ungewöhnlich, aber sie hat so viele Vorteile, dass es sich lohnt, geeignete Mitglieder dafür zu suchen. Dabei ist es nicht zwingend nötig, auch den Aspekt der finanziellen Hilfestellungen zu übernehmen – allein schon durch gemeinsame Aktivitäten, guten Rat, Zuspruch und den Austausch über die eigenen Pläne und Ziele kann ein solcher Freundeskreis einen wunderbar stärkenden Einfluss auf Ihr Leben haben.

Die schönste Möglichkeit, um die Verbindung mit Familie, Freunden und Nachbarn zu stärken, sind jedoch Feste. Auf Okinawa gibt es davon eine ganze Menge, denn zu den rund ums Jahr verteilten religiösen Festtagen und jahreszeitlichen Feiern werden auch die Geburtstage der vielen Mitglieder der typischen Großfamilie mit Begeisterung gefeiert. Und je älter ein Familienmitglied wird, desto größer fällt die Feier aus – die Geburtstage der Ältesten sind Feiertage für sich, die traditionell je nach Alter mit besonderen Speisen und Festlichkeiten begangen werden.

Niemand muss allein sein

Im Alter einsam und vernachlässigt zu sein, ist den Bewohnern Okinawas weitgehend fremd. Selbst wenn sie nach dem Tod des Ehepartners allein in ihren kleinen Häuschen wohnen, können sie sich darauf verlassen, täglich bekannte Gesichter zu sehen. Für die Kinder, Enkel und Urenkel ist es ganz selbstverständlich, regelmäßig im Haus ihrer Familienältesten vorbeizuschauen, und selbst wer weiter entfernt wohnt, kommt wenigstens an den Feiertagen. Und dann sind da noch die Freunde und Nachbarn, die sich gegenseitig regelmäßig Besuche abstatten.

Besonders in den kleinen Dörfern Okinawas stehen die Türen für liebe Gäste immer weit offen, und zwar dank des milden Klimas oft auch im wörtlichen Sinne. Hier muss man kaum befürchten, ungelegen zu kommen oder die Bewohner mit seinem Besuch zu stören. Auch für unerwartete Gäste finden sich immer noch ein zusätzlicher Platz am Tisch, ein Tässchen Tee und viele freundliche Worte. Gleichzeitig achten die Nachbarn aufeinander, sodass es schnell bemerkt wird, wenn sich jemand nicht sehen lässt und es ihm möglicherweise einmal nicht so gut geht. Dann kann er sicher sein, dass bald ein aufmerksamer Besucher erscheint, um nach dem Rechten zu sehen.

Die Menschen auf Okinawa sind nicht nur bereit, so aufmerksam aufeinander zu achten, sondern sie wissen die Fürsorge der anderen auch zu schätzen. Auch dieses Annehmen-Können gegenseitiger Hilfe gehört zur gesunden Lebenseinstellung der Okinawer.

So ist es den Hundertjährigen auf Okinawa nicht nur wegen ihrer hervorragenden Gesundheit möglich, so lange selbstständig in ihren eigenen Häuschen zu wohnen, sondern auch deshalb, weil die Nachbarn aufeinander achten und stets bereit sind, einander Zeit und Aufmerksamkeit zu schenken. In den Dörfern Okinawas ist es schlicht undenkbar, dass jemand unbemerkt krank zu Hause liegt oder gar stirbt.

Das größte Geheimnis ewiger Jugend: Bleiben Sie aktiv!

Bei all ihrer Gelassenheit und Lockerheit wäre es jedoch ein Fehler anzunehmen, dass die Menschen Okinawas einen Hang zur Passivität hätten: Leichtlebigkeit bedeutet hier nämlich keinesfalls dasselbe wie Faulheit! Ganz im Gegenteil sind die Menschen auf Okinawa selbst bis ins hohe Alter hinein noch sehr aktiv. Die Vorstellung, sich zurückzulehnen und ihre Aufgaben an andere zu übergeben, ist ihnen daher auch weitgehend fremd. Denn wofür wäre ein langes Leben denn gut, wenn es darin nichts mehr zu tun gäbe?

Wer heute auf Okinawa alt ist, hat in den allermeisten Fällen ein arbeitsreiches Leben hinter sich. Eigentlich Grund genug, sich in den wohlverdienten Ruhestand zurückzuziehen und die Beine hochzulegen, sollte man meinen. Dies erscheint jedoch nur aus westlicher Sicht erstrebenswert. In den Augen der Senioren Okinawas ist es viel wichtiger, weiter im gewohnten Rhythmus zu leben. Und sie haben damit gar nicht so unrecht: Weshalb sollten sie einen Lebensstil ändern, der sie ihr ganzes Leben hindurch gesund und in guter Form erhalten hat?

Natürlich fällt eine solche Einstellung leichter, wenn man sich wie die Alten auf Okinawa sein ganzes Leben lang als Bauer oder Fischer selbst versorgt hat – ohne einen Zeitpunkt, an dem man in Rente gehen müsste. In westlichen Ländern ist dies meist anders, aber das bedeutet trotzdem noch lange nicht, dass es im Leben nicht mehr genügend zu tun gäbe. Doch der Übergang vom aktiven Berufsleben in ein ebenso aktives Rentnerdasein fällt umso leichter, wenn man sich auch vorher schon mit anderen Aktivitäten beschäftigt hat, beispielsweise erfüllenden Hobbys oder einem ehrenamtlichen Engagement – ob im Verein, in der Nachbarschaftshilfe, in der Kirche oder für Organisationen, die die Umwelt schützen.

Der beste Zeitpunkt, um Pläne für den Lebensabend zu machen, ist in der Lebensmitte. So bleibt viel Zeit, um sich darauf zu freuen, Vorbereitungen zu treffen und erste Schritte zu unternehmen. Und es besteht nicht die Gefahr, dass man mit dem ersten Tag des Rentnerdaseins dann doch in ein düsteres Loch fällt, weil Beschäftigung und Perspektive erst noch gefunden werden müssen. Die einmal gemachten Pläne lassen sich dann immer noch ändern – und falls etwas dazwischenkommt, gilt es eben, die Veränderung im besten *teigei*-Stil auf die leichte Schulter zu nehmen (siehe S. 145). Hier ein paar Beispiele dafür, was Sie sich für die besten Jahre Ihres Lebens (denn »Lebensabend« klingt viel zu beschaulich) so alles vornehmen könnten:

- Gehen Sie auf Reisen.
- Lernen Sie etwas Neues.
- Engagieren Sie sich ehrenamtlich.
- Bauen Sie einen Wintergarten.
- Gründen Sie einen Verein, z.B. für Gateball.
- Werden Sie kreativ, z.B. mit einem Kunsthandwerk.

Am allerbesten, Sie fangen noch heute an, im Okinawa-Stil zu leben. Obwohl Sie nicht viel verändern müssen, wird sich dabei viel an Ihrem Lebensgefühl verändern. Was könnte sich mehr lohnen, als etwas zu tun, das mehr Lebensqualität, bessere Gesundheit und ein langes, aktives Leben verspricht?

Gehen Sie es gelassen an: Das ist das Wichtigste. Schauen Sie, was Sie von der Ernährung der Alten von Okinawa übernehmen wollen; probieren Sie aus, wie Sie sich mehr bewegen können, ohne sich dabei zu verausgaben, und lernen Sie, wenn es Ihnen Spaß macht, die Okinawa-Kata; schlafen Sie so, wie es Ihnen guttut; pflegen Sie Ihre Freundschaften und Bekanntschaften so intensiv wie möglich. Aber tun Sie all das entspannt und ganz zwanglos. Ich bin mir sicher, dass Sie sich dann von Tag zu Tag immer wohler und auch glücklicher fühlen werden.

Und noch etwas:
Freuen Sie sich auf Ihren
100. Geburtstag ...

Literatur

Belz, Gustav G.: *Lebe länger und gesünder mit Freude und Genuss.* Springer Medizin: Heidelberg 2008

Hamm, Michael: *Food Medizin*. Knaur: München, 2006

Jonas, Steven/Gordon, Sandra: *30 Secrets of the World's Healthiest Cuisines*. Wiley: New York 2000

Kennedy, Jane: *One Day Diät*. Knaur: München 2004

Kerr, George H.: *Okinawa. The History of an Island People.* Tuttle Publishing: North Clarendon 2000

Long, Aljoscha/Schweppe, Ronald: *Nicht anstrengen – leben!* Heyne: München 2009

Thich Nhat Hanh: *Körper und Geist in Harmonie. Die Heilkraft buddhistischer Psychologie*. Kösel: München 2009

Willcox, Bradley J./Willcox, D. Craig/Suzuki, Makoto: *The Okinawa Program*. Three River Press: New York 2001

Willcox, Bradley J./Willcox, D. Craig/Suzuki, Makoto: *The Okinawa Diet Plan*. Three River Press: New York 2004

Zulley, Jürgen: *So schlafen Sie gut!* Zabert Sandmann: München 2008